Volker Fintelmann
Quo Vadis?

Volker Fintelmann

Quo Vadis?

Medizin am Scheideweg

MAYER

Professor Dr. med. Volker Fintelmann, Jahrgang 1935, Internist und Gastroenterologe, leitender Arzt des DRK-Krankenhauses Hamburg von 1973 bis 1996, von 1986 an auch als Ärztlicher Direktor und Geschäftsführer; seit 1997 freiberuflich tätig, Gründer und Vorstand der Carl Gustav Carus Akademie für Ganzheitsmedizin in Hamburg; privatärztliche Praxis; Vortragstätigkeit; Beirat in verschiedenen wissenschaftlichen Gremien.

Mitglied der Kommission E (phytotherapeutische Therapierichtung) beim Bundesgesundheitsamt in Berlin von 1978–1989, ab 1983 deren Vorsitzender. Wissenschaftliche Arbeiten in der Hepatologie, praktische und methodische Ausarbeitung einer modernen Phytotherapie und anthroposophisch ergänzten Medizin. Zahlreiche Publikationen, Vorträge und Seminare zu diesen Themen. Autor wissenschaftlicher Publikationen, u. a. *Intuitive Medizin. Einführung in eine anthroposophisch ergänzte Medizin*, Stuttgart 1995[3]; zusammen mit Rudolf F. Weiß: *Lehrbuch der Phytotherapie*, Stuttgart 1999[9], und volkspädagogische Bücher, u. a. *Alterssprechstunde*, Stuttgart 1991, *Krebssprechstunde*, Stuttgart 1994.

Im Verlag Johannes M. Mayer liegen vor: *Schlaf und Schlafstörungen. Ein Problem unserer Zivilisation*. Ferner zusammen mit Markus Wiesenauer: *Homöopathie – Naturheilverfahren – Anthroposophische Medizin*.

1996 Verleihung des Ehrentitels Professor durch die Freie und Hansestadt Hamburg.

Die Deutsche Bibliothek – CIP-Einheitsaufnahme

Fintelmann, Volker:
Quo vadis?: Medizin am Scheideweg / Volker Fintelmann. –
Stuttgart; Berlin: Mayer, 2000
ISBN 3-932386-28-0

ISBN 3-932386-28-0

© 2000 Verlag Johannes M. Mayer & Co. GmbH,
Stuttgart · Berlin
Umschlaggestaltung: Lothar Reher, Berlin
Satz und Druck: Clausen & Bosse, Leck

Inhalt

Die Medizin im Gespräch mit sich selbst

Forderungen an die Zukunft

Vorwort

Ein Jahrhundert unglaublicher Veränderungen geht auf sein Ende zu. Wer hätte an seinem Beginn diese Entwicklungen voraussagen können, die inzwischen in allen Lebensbereichen – nicht nur in der Technik – vollzogen wurden? Welche Abgründe im Menschen haben sich aufgetan, was für ein brutaler Egoismus im Wirtschaftsleben! Wie sehr hat sich unter dem Deckmantel der Demokratie in vielen Ländern ein Staat im Staate gebildet, der zum Selbstzweck wurde und ein großer Bevormunder (»big brother«) seiner Bürger. Wie extrem sind die Medien Meinungsbildner geworden, wie rasch kann durch sie der Mensch an einen imaginären Pranger gestellt werden und wie zynisch ist ihr Grundsatz »good news are no news«.

Wie sehr keimte andererseits aber auch eine Entwicklung, die sich in Zukunft immer stärker bemerkbar machen wird: die Individuation des Menschen, sein Drang nach persönlicher Unabhängigkeit, nach Verwirklichung seiner selbst. Wie nah sind die Menschen einander gekommen, wie unmittelbar ist Menschheit heute erlebbar! Die Anteilnahme am Schicksal anderer ist elementar, die Hilfsbereitschaft den Mitmenschen gegenüber tägliche Realität. Gleichzeitig existiert jedoch auch Gleichgültigkeit gegenüber anderen, Lieblosigkeit, kühle Distanz.

Ein Leben nach dem Tode wird wieder diskutiert, obwohl die materialistische Weltauffassung dominiert. Der Geist ist in ihr nicht existent, und doch lebt in immer mehr Menschen eine Sehnsucht nach geistiger Erfahrung, nach Kunst, nach wahrer Kultur. Wir leben in einem Jahrhundert der Zwiespältigkeiten, der Paradoxien, der ständigen Frage nach dem Wohin: Quo vadis, Mensch? Quo vadis, Welt?

In diesem Buch wird ein Blick auf die Medizin geworfen, die ein Spiegelbild dieser Situation ist und in der alle Widersprüche und Paradoxien leben, die dieses 20. Jahrhundert charakterisieren. Auch sie steht an einem Scheideweg: Wohin wird ihre Entwicklung gehen, was wird ihr die Zukunft bringen? Wird sie den Menschen in seinem Drang nach Unabhängigkeit und Individualität neu entdecken und lernen, seiner Entwicklung zu dienen? Oder wird sie sich einen Menschen schaffen (klonen!), der ihren selbstsüchtigen Intentionen dienen muß? Wird sie weiter ein riesiges Experimentierfeld »Mensch« bleiben, oder wird sie die dogmatischen Zwänge ihrer Wirtschaftlichkeit ablegen und eine Wissenschaft vom Menschen entwerfen, die sich dann Freiheitswissenschaft nennen darf?

Dieser Blick auf die Zeitsituation der Medizin stammt von einem Arzt, der fünfundvierzig Jahre aktiv in ihr gearbeitet hat, der sich als Teil von ihr erlebt – mit aller Schuld, die sie auf sich geladen hat –, aber auch mit aller Begeisterung an vielen Entwicklungen, die sie vollzog. Es ist deshalb ein persönliches Buch, das zum Nachdenken anregen will und Mitstreiter für ein Fortschreiten sucht. Daher wird immer wieder eine persönliche Diktion gewählt – gelegentlich auch die Ich-Form, so wie eben »Ich« überzeugt bin, daß sich eine Wandlung der Medizin vollziehen muß, wenn sie eine Humanwissenschaft, wenn sie eine humane Medizin bleiben will.

Ärzte scheinen in der Regel unfähig, diese Wandlung zu bewirken, sie sind gekettet an die Zwänge ihrer Organisationen, in das Denkschema ihrer Wissenschaft, in den Kampf ums Überleben durch Budgetierungen, Verordnungen, Zwangsgesetze. Die Ausbildungsstätten sind nicht in der Lage, den Arzt im Studenten zu wecken, ihn mit Kraft und Mut für seinen unendlich schönen, aber auch schweren Beruf auszustatten und ihn mit ethisch-moralischen Kräften zu impulsieren. Die Wandlung wird vielmehr durch die Menschen, welche die Medizin »Patienten« nennt, bewirkt werden. Sie fordern, ja, sie bedingen Veränderungen in ihr. Das ließ sich im letzten Jahrzehnt immer stärker wahr-nehmen. »Abstimmung mit den Füßen« wird dieser Vorgang ge-nannt, wenn Menschen immer zahlreicher dorthin gehen, wo sie den Fortschritt sehen, wo sie sich wahrgenommen erleben, wo ihnen so geholfen wird, daß sie als Persönlichkeit nicht in Frage gestellt werden. Die Patienten-Bewegung braucht jedoch größere Klarheit, *was* sie erstrebt, *wofür* sie zu kämpfen bereit ist. Für hier notwendige Antworten, das heißt für die Anregung der eigenen Urteilsbildung stehen die vorliegenden Ausführungen. Sie sind eine persönliche Antwort, die aber an den Fragen meiner Patienten gebildet wurde.

Das Buch ist einerseits aus der Sache heraus eingeschränkt, weil es im wesentlichen auf die Situation in Deutschland schaut. Andererseits ist sein Inhalt darüber hinaus gültig, speziell für die westliche »high-tech« Welt, weniger vielleicht für Länder, die diese Entwicklung noch nicht eingegangen sind. Aber befinden sie sich nicht längst in deren mächtigem Sog? Wird nicht auch für sie kommen, was unsere Situation kennzeichnet? Das Thema kann im Rahmen dieser Arbeit natürlich nicht erschöpfend be-handelt werden. Aber es werden Aspekte gezeigt, Beispiele be-nannt, und somit wird eine – hier zwar nicht vollständig geschil-derte, aber in den Grundzügen angedeutete – vorhandene Rea-lität beschrieben.

Dieser Text ist, und das ist mir wesentlich, nicht ohne meta-physischen Hintergrund verfaßt. Unsere Zeit ist apokalyptisch, sie ist die Zeit großer Kämpfe, in deren Mittelpunkt der Mensch steht. Wird er auf ein artgerechtes, »uniformes« Menschentier-sein absinken, oder wird er die höhere Dimension in sich entdek-ken? Es ist meine Überzeugung, daß die Medizin von der Liebe zum Menschen ergriffen werden muß. Er kann ihr nicht länger »Objekt« bleiben, er muß von ihr als die Einzigartigkeit einer un-endlichen Vielfalt entdeckt werden, als welche er in jeder Indivi-dualität erscheint.

Die Medizin muß wieder spirituell werden, ohne ihre naturwissenschaftlich geprägte Ratio aufzugeben. Sie muß den Geist, den sie im 19. Jahrhundert aus sich vertrieben hat, bitten, nun wieder zurückzukehren (Thore von Uexküll). Und jeder, der Anteil an ihrer Entwicklung hat, ist aufgerufen, an der notwendigen Veränderung mitzuwirken, für diese »neue« Medizin einzutreten und notfalls auch für sie zu kämpfen. Denn es sind starke Kräfte vorhanden, die eine solche Entwicklung verhindern wollen. Auch das kann der Leser in diesem Buch entdecken.

Es verdankt sein Entstehen vielen Menschen: meiner Frau in ihrem aktiven Mittun, den vielen Mitstreitern und Mitarbeitern in den langen Jahren meiner Tätigkeit als Krankenhausarzt, dem Drängen des Verlegers; vor allem aber all jenen Menschen, die sich mir als Patienten anvertrauten. Sie waren meine wichtigsten Lehrer, eine Medizin mitzuentwickeln, in welcher der Mensch geliebt wird, in der er Mensch sein kann.

Hamburg, Herbst 1999   Volker Fintelmann

Kritische Bestandsaufnahme
eines Jahrhunderts

Das Jahrhundert der Medizin

Es dürfte wohl wenige Jahrhunderte in der Geschichte der Menschheit gegeben haben, in denen in so außerordentlich gedrängter Zeit so überwältigend viele Veränderungen aufgetreten sind wie im zwanzigsten. Man denke nur an die Möglichkeiten der Kommunikation, des Verkehrs, der Kriegführung, der Medien, der Industrialisierung und nicht zuletzt an die der Medizin. Auch in ihr sind die Veränderungen so radikal und von solch großer Bedeutung für den einzelnen Menschen, daß man auch von einem »Jahrhundert der Medizin« sprechen könnte.

Das soll zunächst in einem Überblick dargestellt werden, wobei zahlreiche Aspekte zunächst nur angesprochen werden, um sie dann in weiteren Kapiteln ausführlich zu behandeln. Dabei wird – wie schon im Vorwort angedeutet – im wesentlichen die Entwicklung der naturwissenschaftlich orientierten Medizin der westlichen Welt in den Vordergrund gerückt. Und es wird wichtig sein, darauf aufmerksam zu werden, daß die Veränderungen dieser Medizin, die auch als Schulmedizin bezeichnet wird und sich selbst als die einzige Wissenschaftsmedizin sieht, keineswegs nur wissenschaftlichen Ursprungs sind und daß sie außerdem auch erhebliche soziale und ökonomische Auswirkungen haben.

Der ihr zugrundeliegende Denkansatz ist der der Naturwissenschaften. Deshalb definiert sie sich selbst auch als naturwissenschaftlich. Ihre Methode ist die objektiv-beweisende, und so kam es, daß der Einzelmensch zum *Objekt* wurde. Die *Individualität* Mensch hat in dieser Medizin keinen Platz. Nur das Berechenbare, Zähl-, Meß- und Wägbare sollte ihre methodische Grundlage sein, so wie es ihre Begründer, an erster Stelle der berühmte Berliner Pathologe Rudolf Virchow, im vorigen Jahrhundert postuliert hatten. Deshalb wurde die Pathologie, die Lehre der Krankheiten und ihrer Veränderungen am menschlichen Organismus, wie sie am Leichnam studiert werden können, der Ursprung aller eigentlichen Krankheitslehren oder des sich daraus ableitenden Krankheitsverständnisses. Als Krankheitsursachen wurden vielfältige äußere Gegebenheiten entdeckt wie beispielsweise Bakterien und Viren, Umweltgifte und Karzinogene, welche die Krebskrankheit verursachen sollen. Auch kamen immer häufiger »innere« Ursachen, die heute besonders in der Genetik des Organismus gesehen werden, hinzu. Entsprechende diagnostische Verfahren wurden ebenso entwickelt wie eine Fülle neuer therapeutischer Möglichkeiten, besonders die kaum noch zu übersehende Anzahl chemisch-synthetischer Arzneimittel, für die pars pro toto die Antibiotika stehen sollen. Extrem veränderten sich auch die Bedingungen der Chirurgie, in der die Fortschritte der Medizin des 20. Jahrhunderts wohl am deutlichsten zu beobachten sind.

Dabei gibt es innerhalb dieses Jahrhunderts noch einmal eine Zäsur: War die Medizin in der erste Hälfte mehr geprägt von der klinisch-praktischen Tätigkeit der Ärzte, so ist die zweite Hälfte und insbesondere das letzte Drittel immer nachhaltiger bestimmt von der technischen und gegenüber dem Menschen abstrahierenden Medizin. Eine im späteren Rückblick geschriebene Medizingeschichte des 20. Jahrhunderts wird konstatieren müssen, daß etwa im letzten Drittel, also ab den späten 60er Jahren, die Medizin immer stärker Selbstzweck einer Wissenschaft wurde, in welcher der einzelne, insbesondere aber die Ganzheit Mensch keinen Platz mehr hat.

Es ist aufschlußreich, daß beispielsweise in Deutschland die 68er Generation zur gleichen Zeit für einen großen politischen Wandel gesorgt hat, dessen Auswirkungen vergleichbar sind. Interessant ist auch, daß in dieser Zeit erstmals der Begriff »inhumane Medizin« auftaucht und sich damit verbunden ihre ersten großen Kritiker zu Wort meldeten; am deutlichsten zunächst

Ivan Illich, der 1975 eine umfassende, vor allem soziologische Kritik der Medizin veröffentlichte.[1] Diese Kritik ist in ihrer Substantialität und Schärfe nie wieder erreicht oder übertroffen worden. Sie gliedert sich in Kapitel zur klinischen, sozialen und strukturellen Iatrogenesis und schließt mit einem vierten Teil »Für eine Politik der Gesundung«. Schon die Einleitung beginnt mit einem Satz wie ein Fanfarenstoß: »Die Zunft der Ärzte ist zu einer Hauptgefahr für die Gesundheit geworden.«[2]

Obwohl dieses Werk lange Zeit ein Bestseller unter den Sachbüchern war, haben die darin enthaltene Kritik und die Ansätze zur Änderung und Besserung keine Resonanz gefunden. Man kann staunen, wie unbeirrt und unberührt von dieser zum Teil ätzenden, ironischen und zynischen Kritik die Ärzteschaft geblieben ist. Und dennoch mag sie manches bewirkt haben, was in den letzten Jahrzehnten des Jahrhunderts auch zu deutlichen Ansätzen von Veränderungen oder Ergänzungen in der Medizin geführt hat.

In Deutschland sind als weitere eigenständige Kritiker und zugleich Repräsentanten dieser Medizin Hans Schäfer, ordentlicher Professor für Physiologie an der Universität Heidelberg, mit seinem Buch *Plädoyer für eine neue Medizin*[3] sowie der Heidelberger Psychosomatiker Alexander Mitscherlich zu nennen, von dem beispielsweise der Begriff des »entmündigten Patienten« stammt.[4] Quasi »von außen« hält der Professor für theoretische Medizin in Braunschweig, Klaus Müller, in seinem Buch *Wende der Wahrnehmung*[5] der Medizin des 20. Jahrhunderts vor, daß sie noch aus der naturwissenschaftlichen Vorstellung des 19. Jahrhunderts heraus agiere.

Vielfältig ist also in den späten 70er Jahren die Kritik an einer zunehmend als inhuman erlebten Medizin ausgesprochen worden, und dennoch geht sie unbeirrt ihren Weg einer strikt naturwissenschaftlichen Fundierung weiter, ohne auch nur wenigstens in ihr Kalkül zu ziehen, daß sie sich in einer Sackgasse befindet und schließlich nicht mehr weiterkommen wird.

17

Medizin in der Sackgasse?

Experiment statt Beobachtung

Die ursprüngliche Erkenntnistheorie, welche die naturwissen-schaftlich begründete Medizin als Wissenschaft etabliert hat, for-mulierte als ihr entscheidendes und unverzichtbares Element die Beobachtung. Nach Rudolf Virchow und vielen mit ihm verbun-denen Forschern sollte nur noch das in der Medizin Wissenschaft sein, was durch den Menschen mit seinen Sinnen beobachtbar und damit erfaßbar ist. Im zweiten Schritt des Erkennens leitete sich daraus eine Hypothese, eine Urteilsbildung darüber ab, was dem beobachteten Phänomen zugrunde liegt. Die solcherart ge-danklich formulierte Wirklichkeit sollte dann in einem dritten Schritt durch das Experiment bestätigt (Verifikation) oder ver-worfen (Falsifikation) werden.

An dieses Vorgehen hat sich die Medizin etwa hundert Jahre lang strikt gehalten. So wurde die Diagnose einer Krankheit aus-schließlich am erkrankten Menschen, seiner Körperlichkeit und den daran feststellbaren Veränderungen und Symptomen ge-stellt. Die technischen Diagnoseverfahren wurden als Hilfsmittel gesehen und dienten der Unterstützung der durch den Arzt auf solche Weise direkt am Patienten gewonnenen Diagnose oder auch zur Beobachtung des Krankheitsverlaufs. In den technisch-apparativen Möglichkeiten der Diagnostik sah man einen Anteil der Objektivierung, sie waren aber nie Selbstzweck. Auch der Therapieerfolg wurde individuell durch den behandelnden Arzt gewertet, die beispielhafte Krankengeschichte (Kasuistik) war das Instrument, einen typischen Therapieerfolg anderen mitzuteilen. Erst in der zweiten Hälfte und betont im letzten Drittel des 20.

Jahrhunderts werden Diagnostik und Therapie als wissenschaft-
lich-objektivierbare Verfahren immer mehr aus der Beobachtung
des einzelnen Arztes gelöst und über große kollektive und sie be-
wertende Statistiken beurteilt. Immer häufiger wird das Experiment zum primären Schritt, aus dem Hypothesen formuliert
werden, die dann neue Experimente erfordern. Das Schlüsselele-
ment der klassischen Naturwissenschaft, die Beobachtung am
Menschen, ist dabei weitgehend ausgeblendet worden, oder es
wurden solcherart gewonnene Ergebnisse als im wesentlichen
subjektiv diskriminiert.

Der Paradigmen-Trick

Dieses Vorgehen führte zu der Benennung von Paradigmen, das
heißt vorläufig formulierten Gesetzmäßigkeiten, die aber durch
die fortschreitende Wissenschaft ständig in Frage gestellt und je
nach Bedürfnis neu formuliert werden können. Es tauchte das
Modewort des »Paradigmenwechsels« auf. Heute ist man in dieser Hinsicht noch eindeutiger, denn die meisten Wissenschaftsergebnisse sind Ausdruck von sogenannten »Consensus-Meetings«, in denen Spezialisten zu einem bestimmten Thema ihren
versammelten Sachverstand zusammentun und die dann gewonnenen Übereinstimmungen als wissenschaftliches Ergebnis oder
eben Paradigma formulieren, nach welchem die Medizin nun zu
funktionieren hat. Eine eminent praktisch orientierte Medizin
hat sich zu einer extrem hypothetisch-abstrakten verändert.
Nimmt es da Wunder, daß der einzelne Mensch in seiner besonderen Art dort kaum noch Platz hat oder daß er sich in dieser Medizin nicht mehr wiederfindet?

Fortschritt oder Stagnation?

Neben dieser mehr wissenschaftlich begründeten Situation der Medizin des ausklingenden 20. Jahrhunderts existiert jedoch noch ein weit größeres faktisches Problem: die Frage, ob diese Entwicklung die Medizin nicht in eine Sackgasse geführt hat.

Zweifellos sind die Medizin und die in ihr arbeitenden Ärzte, Wissenschaftler und Forscher der Überzeugung, daß ungeheure Fortschritte durch jene Entwicklungen erreicht worden sind. Aber schon Illich hat diese Überzeugung kritisch hinterfragt und in seinem Verständnis widerlegt. Er schreibt:»Ehrfurchterweckende medizinische Technik und egalitäre Rhetorik wirken zusammen, um die gefährliche Täuschung hervorzurufen, die heutige Medizin sei höchst erfolgreich. Wiewohl die irrige Annahme die Grundlage der gegenwärtigen ärztlichen Praxis bildet, wird sie durch fundierte medizinische Gutachten widerlegt.«[6] Und mit Blick auf einen grundsätzlichen Wandel der Krankheiten heißt es weiter:»Diese Veränderungen der Gesundheitsbedingungen werden für gewöhnlich mit Fortschritt gleichgesetzt und auf mehr oder bessere ärztliche Versorgung zurückgeführt. Tatsächlich gibt es keinen Beweis für eine direkte Beziehung zwischen diesem Wandel der Krankheitsbilder und dem sogenannten Fortschritt der Medizin.«[7]

Es ist in der Tat ein leicht einzusehendes Faktum, daß heute auf keinen Fall ein wirkliches Mehr an Gesundheit erreicht wurde, sondern daß die Menschen eher von instabilerer Gesundheit sind, leichter und auch häufiger erkranken und die Zahl sogenannter Schwerbehinderter und Frührentner zum Beispiel in Deutschland ständig im Wachsen begriffen ist. An einem eindrücklichen Beispiel soll das für eine der zentralen Krankheiten unserer Zeit verdeutlicht werden: Zu Beginn der 60er Jahre hat die amerikanische Regierung unter Präsident Nixon ein durch riesige Geldmittel gefördertes nationales Forschungsprogramm initiiert, dessen Ziel es war, die Zahl der jährlichen Krebstoten in den USA um wenigstens 50 % innerhalb von dreißig Jahren zu reduzieren. Als nach Ablauf dieser Frist ein Fazit gezogen wurde, mußte festgestellt werden, daß die Krebssterblichkeit sich praktisch nicht verändert hatte, sie war sogar um 1 % gestiegen. Und das, obwohl die aus der Kampfstoff-Forschung stammenden Zytostatika und die mit ihnen verbundene Chemo- oder Polychemotherapie außerordentlich perfektioniert wurden, obwohl äußerst effektive Bestrahlungsapparaturen (»Kobaltbombe«) entwickelt wurden und obwohl innerhalb der Chirurgie enorme Verbesserungen der operativen Techniken bei Tumorerkrankungen erfolgt waren. Allein dieses Ergebnis einer über dreißig Jahre währenden Forschungsanstrengung müßte als Waterloo der modernen Medizin begriffen werden. Doch sie kämpft unbeirrbar an der gleichen Front und mit den gleichen Mitteln weiter, als gäbe es dieses niederschmetternde Ergebnis nicht.

Aber es gibt noch weitere Gesichtspunkte, welche die Anzeichen einer Sackgasse in der Medizin deutlich werden lassen. Da ist beispielsweise die immer wieder beschworene deutlich gestiegene Lebenserwartung, die gegenüber den Zahlen am Anfang des 20. Jahrhunderts in der Tat erheblich verändert wurde. Als wesentlicher Grund wird häufig die verminderte Kindersterblichkeit angeführt oder auch die Überwindung der großen Infektionskrankheiten (Seuchen) früherer Zeiten. Mit Blick auf die Kindersterblichkeit mag nachdenklich stimmen, wie viele Kinder heute durch Verkehrsunfälle sterben, oder daß beispielsweise in Deutschland 130000 Kinder pro Jahr durch Abtreibungen gar nicht erst geboren werden können. Wie viele Kinder durch die Entdeckung der Anti-Baby-Pille in ihr – und damit unser – Leben gar nicht erst zugelassen werden, bleibt unberechenbar. Und andererseits verursacht die Tatsache einer gestiegenen Lebenserwartung heute das deutlich zunehmende soziale Problem, daß immer mehr Menschen im Rentenalter von immer weniger im Produktionsleben stehenden jüngeren Menschen sozial getragen werden müssen. Ist insofern die Krise zum Beispiel im deutschen

Rentenwesen nicht auch eine Auswirkung der modernen Medizin?

Ein weiterer wichtiger Aspekt ist in diesem Zusammenhang die extreme Verschiebung akuter Erkrankungen zugunsten chronischer Krankheiten. Und diese chronischen Krankheiten müssen heute im wesentlichen als unheilbar bezeichnet werden

Die Medizin macht auch krank

Ein drittes Element für die hier angesprochene Frage sind die sogenannten iatrogenen Krankheiten, das heißt Krankheiten, die durch die Medizin selbst erst ausgelöst werden. Heute muß aufgrund wissenschaftlicher Untersuchungen davon ausgegangen werden, daß 15–20 % aller Menschen, die in ein Krankenhaus eingewiesen werden, wegen einer solchen iatrogenen Krankheit künftig stationär behandlungsbedürftig sind. Auch existiert eine Fülle wissenschaftlicher Publikationen zu der Frage, wie häufig Sekundärinfektionen im Krankenhaus entstehen und Menschen dadurch wiederum iatrogen krank werden, was unter anderem auch nenneswerte volkswirtschaftliche Auswirkungen zur Folge hat. Diese kritischen Fragen an den Fortschritt in der Medizin lassen sich fortsetzen.

Es ist unübersehbar, daß das 20. Jahrhundert auch eines der Individualisierung des Menschen ist, ablesbar an unzähligen sozialen Veränderungen unserer Gesellschaft, ablesbar auch an der Medizin selbst, in welcher dieser individuelle Patient jedoch zum »Problempatienten« stilisiert wurde. Die zunehmende Individualisierung hat die Medizin aber gerade in den letzten Jahrzehnten mit einer Forschung beantwortet, die ausschließlich auf das Kollektiv gerichtet ist. Jedes wissenschaftliche Ergebnis gilt nur dann als akzeptabel, wenn es statistisch gesichert wurde. Statistik, die Mathematik der Wahrscheinlichkeit, ist aber immer nur im Zusammenhang mit mehr oder minder großen Kollektiven möglich, in denen die Eigenart des einzelnen Menschen wiederum so gering wie möglich gehalten werden muß. Deshalb müssen die Eingangskriterien einer solchen Untersuchung so gesetzt werden, daß möglichst viele gleichartige Merkmale von Menschen erfaßt und davon abweichende Merkmale zum Ausschlußkriterium werden. In der tierexperimentellen Forschung hatte man es da leichter. Man züchtete die Inzucht-Ratte (Wistar-Ratte), von der man erwarten konnte, daß sie auf bestimmte Experimente immer gleichartig reagieren würde. Einen solchen genetisch determinierten, für die medizinische Forschung dann geeigneten Menschen hat man bisher noch nicht zu züchten gewagt, aber bei den Fragen zur Genetik und ihrer Manipulation werden wir auf solche Hintergründe noch stoßen.

Ein weiterer Aspekt der kritischen Anmerkungen zur Entwicklung der Medizin ist ihre immer größere Distanzierung vom Menschen auch dort, wo von diesem eigentlich Nähe erwartet wird. Das hat sich unter anderem darin ausgedrückt, daß der heutigen Ärzteschaft aus ihren eigenen Reihen »Sprachlosigkeit« vorgehalten wird und komplementäre Medizinsysteme zum Beispiel auch dadurch charakterisiert werden, daß man sie als »Sprechende Medizin« bezeichnet.

Ein letztes Beispiel möge mit der Frage nach einer präventiven Medizin aufgegriffen werden, die man heute unter dem Kostendruck im Gesundheitswesen immer häufiger stellt. Sie ist dann aber in der Regel so gemeint, daß sich der einzelne Mensch für seine Gesundheit selbst verantwortlich machen soll, daß Prävention also kein Teil der wissenschaftlichen Medizin an sich ist. So schloß beispielsweise schon die Reichsversicherungsordnung durch Bismarck die Prävention aus den gesetzlichen Krankenversicherungen aus, was dazu führte, daß sich die Medizin erst dann zuständig fühlt, wenn eine Krankheit für sie erkennbar und meßbar bereits so fortgeschritten ist, daß sie, wie es heißt, »manifest« wurde. Das bedeutet aber bei phänomenologischer Betrachtung, daß die Krankheit bereits in ihr Endstadium eingetreten ist. Als einzige Idee einer Prävention tauchen heute die unterschiedlichen Formen von aktiven und passiven Impfungen auf und die gegenwärtig noch utopische Idee, Krankheiten dadurch zu verhindern, daß der Mensch entsprechend genetisch verändert wird. Der uralte, aus der Medizin stammende Satz »Vorbeugen ist besser als Heilen« findet in der modernen Medizin kein Korrelat.

An einem Beispiel mag auch darauf hingewiesen werden, wie die Medizin an einer gesellschaftlichen Wirklichkeit vorbei arbeitet. Aus der oben erwähnten Voraussetzung, Krankheiten erst dann zu behandeln, wenn sie in ihr manifestes Endstadium eingetreten sind, hat sich unter anderem die so umfassende prothetische Medizin entwickelt, auf die später noch ausführlich eingegangen wird. Exemplarisch soll hier lediglich die Frage der Organtransplantationen berührt werden, die man heute in eindrucksvoller Weise perfektioniert hat, wenngleich sie auch immer noch nicht Routineverfahren der Chirurgie geworden sind. Der Fülle an notwendigen Organtransplantationen steht aber das Manko gegenüber, nicht ausreichend Spenderorgane zu bekommen. Das führte in Deutschland und früher schon in anderen Ländern Europas zu Gesetzgebungen, die dahin tendieren, den Bürger zu einem gesetzlich verpflichteten Organspender zu machen, es sei denn, er habe zu Lebzeiten ausdrücklich einer Organspende widersprochen.

Kostenexplosion im Gesundheitswesen

Die hier beschriebenen Tatsachen – es ließen sich noch eine Reihe weiterer Bespiele anführen – werfen die Frage auf, ob sich eine mit solchen Vorgaben festgelegte Medizin in ihrer Entwicklung und eigenen Überzeugung nicht längst in einer ausweglosen Situation befindet. Ein weiterer Punkt läßt diese Frage schließlich noch einmal völlig anders und heute immer aktueller stellen: die vielzitierte Kostenexplosion im Gesundheitswesen. Dabei treten Faktoren an die Medizin heran, die sie nicht aus sich selbst und ihrer Legitimation entscheiden kann, sondern die von außen an sie herangetragen werden. Hier finden heute täglich die heftigsten Auseinandersetzungen zwischen Politik, Kassenorganisationen und Ärzten beziehungsweise deren Organisationen statt, in denen der »Markt« Medizin und die Verteilung seiner Anteile hart umkämpft werden. Es ist ein erschütterndes Faktum der Medizin des 20. Jahrhunderts, daß es zur unbestrittenen und weitgehend akzeptierten Tatsache wurde, daß die Gesellschaft oder der einzelne in ihr sich an der Krankheit anderer bereichern kann.

Kein Berufsstand hat in diesem Jahrhundert wirtschaftlich eine solch extrem positive Entwicklung genommen wie der der Ärzte und Zahnärzte, kaum andere Industrien haben heute noch so hohe Zuwachsraten wie die Pharmaindustrie. Und in keinem Bereich müssen die einen wie die anderen so wenig dafür Verantwortung übernehmen, was durch ihre Arbeit oder ihre Produkte an immenser volkswirtschaftlicher Belastung entsteht. Man denke an die erwähnten iatrogenen Krankheiten, zu denen vor allem auch jene vielen Schädigungen zu rechnen sind, die durch moderne Arzneimittel entstehen.

In dieses Geschehen ist jedoch die gegenwärtig lebhaft diskutierte Grenze des noch Bezahlbaren wie ein Wirbelsturm eingebrochen und führt seit Jahren zu heftigen gesellschaftlichen Auseinandersetzungen. Vor allem ist aber – weitgehend unbemerkt? – damit etwas verbunden, was eine Wurzel der Medizin attakkiert, die zu ihrer ethischen Existenz unverzichtbar ist: die Freiheit. Mit ihrem Verlust wird die Medizin und ihre eigentliche Aufgabe, dem Menschen zu dienen, in Frage gestellt. Immer tiefer greift die Gesetzgebung in die freiheitliche Ausübung des ärztlichen Berufs und aller weiteren beruflichen Tätigkeiten in der Medizin ein. Immer mehr Gesetze, Regelungen, Vorschriften und Strafandrohungen werden formuliert, wenn von außen in die Medizin hineingetragene, politische Vorstellungen nicht vollzogen werden. Immer mehr sollen medizinische Berufe zu Vollzugsarbeiten degradiert werden, wie es beispielsweise für den Apotheker schon seit Jahrzehnten geschehen ist. Immer mehr wird auch der Bürger als möglicher Patient durch die Gesetzgebung in seiner freien Wahl entmündigt, wobei unübersehbar ist, daß der Sachverstand der Politiker nie ausreichen kann, hier wirklich vernünftige Regelungen zu schaffen. Und letztlich stammen solche zunehmend bindenden Formulierungen aus dem viel zitierten und einer sehr realen Wirklichkeit unserer Gesellschaft entsprechenden Lobbyismus, dessen jeweils stärkster Arm diktiert, was Praxis im Gesundheitswesen wird. Dabei sind wirtschaftliche wie ideologische Gesichtspunkte gleichrangig.

Noch virulenter wird dieses Problem durch den Zusammenschluß der europäischen Staaten, weil sich heute durchaus noch bestehende nationale Unterschiede in eine europäische, dann letztlich nicht traditionell gewachsene, sondern abstrakt formulierte Lebenspraxis verwandeln. Vor diesem Hintergrund tritt ein Element auf, das Ivan Illich zu seiner erstaunlichen Formulierung anregte: »Seit Anfang dieses Jahrhunderts ist das Ärzte-Corps eine etablierte Kirche.«[8] Gemeint ist ihr Dogmatismus. Eine Humanmedizin muß aber Freiheitswissenschaft sein, in ihr muß sich der Mensch frei bewegen können, in ihr muß Individualismus selbstverständlich sein. Wenn ein auch im dritten Jahrtausend noch trag- und leistungsfähiges Gesundheitswesen aus diesem Ideal Arbeitsinhalte und Überzeugungen ergreifen soll, muß die Erkenntnis um sich greifen, daß die Medizin in ihren wesentlichen Teilen eine Wende oder Wandlung zu vollziehen hat. Sie muß erkennen, daß sie sich in einer Sackgasse befindet und zur Umkehr bereit sein. Diese Umkehr heißt aber nicht Rückschritt, sondern Veränderung.

Panoramawechsel der Krankheiten

Eine wesentliche Ursache der Veränderungen in der Medizin ist das Zurücktreten klassischer Infektionskrankheiten und die gleichzeitig progressiv zunehmende Häufigkeit von Sklerose- und Degenerationskrankheiten, das Auftreten völlig neuer »Seuchen« und vor allem die zunehmende Chronifizierung der Krankheiten, deren akute Phase gar nicht mehr bemerkbar wird, weil sie bereits chronisch in Erscheinung treten; und schließlich die von der modernen Medizin immer eindeutiger erklärte Tatsache, daß solche Krankheiten nicht heilbar sind.

Degeneration statt Infektion?

Noch zu Anfang unseres Jahrhunderts und weit in dieses hinein spielten die großen Infektionskrankheiten wie Typhus abdominalis, Ruhr, selbst Cholera, aber auch Kinderlähmung und vor allem die Tuberkulose eine wesentliche Rolle in der Statistik der gesellschaftlichen Morbidität. Wie viele tragisch-rührende Liebesgeschichten fanden ihr Ende im Tod durch Tuberkulose, wie viele junge Frauen starben allerdings auch noch im Kindbett. Hier hat in der technisch-hochzivilisierten, überwiegend westlichen Welt vor allem das Wissenschaftsgebiet der Hygiene entscheidende Änderungen gebracht – die auch gern den Impfungen zugeschrieben werden. Vielleicht ist aber auch die Empfänglichkeit des modernen Menschen gegenüber solchen Erkrankungen radikal zurückgegangen. Denn man stand bei den Infektionskrankheiten vor dem Rätsel, daß bestimmte Menschen bei kleineren und größeren Epidemien von der Erkrankung betroffen

27

waren, während andere unberührt durch solche Epidemien hin-
durchgingen. Und auch heute ist in Familien mit mehreren Kindern bei Kinderkrankheiten zuweilen noch zu beobachten, daß
einige an den Masern erkranken, andere sie dagegen nicht oder
erst zu einem wesentlich späteren Zeitpunkt bekommen.

Die Frage nach der Immunität aber auch der Empfänglichkeit
gegenüber einer Infektionskrankheit könnte uns tief in das Wesen von Krankheiten Einblick nehmen lassen. Warum sagen wir
in unserer Sprache »Ich stecke mich an« oder »Ich habe mich an-
gesteckt«? Liegt nicht der willenhafte, intentionale Anteil am
Krankwerden in dieser Sprachform? Will ich vielleicht eine solche Krankheit, will sie das Kind, um in der Auseinandersetzung
mit ihr an Immunität, das heißt aber auch Individualität zu gewinnen? Der eigentliche Hintergrund dieser hier nur angedeute-
ten Fragestellung wird uns im letzten Abschnitt des Buches erneut beschäftigen.

Haben also die Infektionskrankheiten oder Seuchen signifi-
kant abgenommen, so haben zur gleichen Zeit und wahrscheinlich im gleichen Ausmaß die degenerativen Erkrankungen zuge-
nommen. Im Mittelpunkt stehen dabei die Arteriosklerose und
ihre Auswirkungen. Gibt es doch keinen Ort im Organismus, an
den das arterielle Blut nicht herangeführt werden muß. Am bekanntesten von den arteriosklerotischen Organerkrankungen ist
heute zweifellos die koronare Herzkrankheit, früher auch als
sklerotisches Herzleiden bezeichnet, mit der besonderen Symptomatik der Herzenge, der Angina pektoris. Ihr letzter Ausdruck, der Herzinfarkt, ist immer noch eine der häufigsten To-
desursachen, oft in ganz akuter Weise, auch bei immer jüngeren
Menschen. Sein epidemiologisch gesicherter Gipfel liegt um das
56. Lebensjahr mit stärkerer Betonung des männlichen Ge-
schlechts. Aber auch der Bluthochdruck, der Schlaganfall und die
sogenannten peripheren Durchblutungsstörungen besonders der
Beine sind Ausdruck der Arterienverkalkung, die einmal mehr
ihre latenten Vorstadien hat, die besonders im Elastizitätsverlust

des Gefäßes ihren Ausdruck finden, ehe es zum wirklich manifesten Stadium kommt. Die arteriosklerotischen Gefäßerkrankungen bilden in der hier vornehmlich betrachteten Weltregion nach wie vor die häufigste Todesursache überhaupt.

Ein weiterer Anteil der degenerativen Erkrankungen betrifft das Skelett und alle Binde- und Stützgewebe. Hier seien die Arthrosen oder Bandscheibendegenerationen angeführt, um in aller Kürze auf die gemeinten Tatsachen zu verweisen. Bei beiden Bereichen – Gefäßen wie auch Skelett- und Stützgewebe – werden die Menschen, die davon in krankhaftem Sinne betroffen werden, immer jünger. Im Koreakrieg haben amerikanische Pathologen zum Beispiel festgestellt, daß bei den jung gefallenen Soldaten im dritten Lebensjahrzehnt bereits deutliche arteriosklerotische Veränderungen der Gefäße nachweisbar waren, obwohl das doch eigentlich ein altersphysiologischer Vorgang ist.

Ein anderes Thema degenerativer Erkrankungen sind die Krebskrankheit und die Autoimmunkrankheiten. Erstere ist vielleicht *die* Zeitkrankheit unseres Jahrhunderts, auch wenn es sie früher schon gegeben hat und noch weit in das dritte Jahrtausend hinein geben wird. Ihre Ursachen gelten als weitgehend ungeklärt, selbst wenn wir heute viele einzelne Einflüsse auf ihr Entstehen kennen. Ein seelischer oder gar individueller Anteil an ihrer Entstehung wird allerdings nicht diskutiert und in der Regel sogar vehement bestritten.

Die Krebskrankheit berührt auch die beiden weiteren Unterthemen dieses Kapitels: Chronizität und Unheilbarkeit. Immer muß man sich bewußt sein, daß, wenn von Heilung im wissenschaftlichen Sinne gesprochen wird, ausschließlich eine ganz bestimmte, wieder in Consensus-Meetings definierte Überlebenszeit gemeint ist, wobei es bei diesen Definitionen nie eine Rolle spielt, in welcher Form man die entsprechende Zeit überlebt hat. Man denke dabei nur an die Auswirkungen radikaler Operationen, aggressiver Chemotherapien oder entsprechender Bestrahlungen und ihrer Folgewirkungen. Das kann im Extremfall so weit gehen, daß eine Frau mit Brustkrebs in der Statistik als geheilt geführt wird, auch wenn sie im sechsten Jahr nach der Diagnosestellung starb. Sie hatte aber die 5-Jahres-Überlebensquote erreicht.

Bei ehrlicher und kritischer Einstellung muß man nach wie vor davon sprechen, daß die Krebskrankheit, wenn sie für uns sichtbar in Erscheinung getreten ist, das heißt definitiv diagnostiziert wurde, überwiegend unheilbaren Charakter hat. Daß dies unter anderen Voraussetzungen nicht zutrifft und daß auch diese Krankheit wie wohl jede dem Grunde nach heilbar ist, wird in einem späteren Abschnitt dargestellt werden.

Die ebenfalls genannten Autoimmunkrankheiten sind wiederum Erkrankungen der Neuzeit, obwohl sie vielfach schon durch ihre Entdecker im vorigen Jahrhundert beschrieben wurden. Dennoch steht außer Zweifel, daß sie gerade in der zweiten Hälfte des 20. Jahrhunderts eine fast epidemische Zunahme erkennen lassen. Und wir müssen uns bewußt sein, daß sie besonders junge Menschen betreffen, oft schon im zweiten Lebensjahrzehnt beginnend, mit einem Schwerpunkt im dritten und vierten Lebensjahrzehnt. Krankheiten wie der Morbus Crohn, die Colitis ulcerosa, die Multiple Sklerose, der Morbus Basedow, der Lupus erytemathodes sind für viele junge Menschen an die Stelle der früheren Infektionskrankheiten, beispielsweise der Tuberkulose, getreten. Die wissenschaftliche Vorstellung geht davon aus, daß das körpereigene Immunsystem von sich aus den Fehler begeht, gegen körpereigenes Gewebe aggressiv vorzugehen. Das Immunsystem ist demnach »verrückt« geworden! Entsprechend wird das Immunsystem oft aggressiv durch sogenannte Immunsuppressiva bekämpft, und damit werden wieder neue und andere Krankheitssymptome (iatrogene Symptome) hervorgerufen. Auch diese Erkrankungen sind eminent chronisch und gelten als weitgehend unheilbar.

Es gibt Hinweise epidemiologischer Art, die allerdings von der Wissenschaft bisher nicht registriert oder akzeptiert werden, daß

sowohl die Karzinomkrankheit als auch die Autoimmunerkran-
kungen eine besondere Häufigkeit bei Menschen zeigen, die in
der Kindheit in großem Umfang geimpft wurden. Insbesondere
die Impfungen gegen klassische Kinderkrankheiten scheinen hier
eine Rolle zu spielen.[9] Bestätigen sich diese Zusammenhänge, so
wäre das ein klarer wissenschaftlicher Beweis für die hier verte-
tene Hypothese, daß die Verdrängung der Infektionskrankheiten
nicht mit deutlich besserer Gesundheit der Menschen einher-
geht, sondern durch ein höheres Maß an schweren chronisch-de-
generativen Erkrankungen erkauft wurde.

Es ist auch ein Faktum, daß in unserer Zeit neue Infektionskrankheiten oder Seuchen aufgetreten sind, die entweder vorher
überhaupt nicht bekannt waren oder zumindestens in dem heute
nachweisbaren Umfang so nicht existierten. Das Musterbeispiel
hierfür ist Aids, die erworbene Immunschwäche. Ein ebenso tra-
gisches, wegen seiner größeren Verbreitung sogar noch dramati-
scheres Krankheitsgeschehen ist heute die Hepatitis C, die im Zusammenhang mit einem vor etwa zehn Jahren definierten Virus
auftritt. Diese Infektionskrankheit, die vorwiegend über das Blut
übertragen werden soll, bei der man aber bei der Hälfte der Erkrankten den Infektionsweg nicht kennt, betrifft heute geschätzt
200 bis 300 Millionen Menschen weltweit. Bisher gibt es kaum die
Diagnose des akuten Stadiums, fast überwiegend wird das bereits
schon chronische Stadium diagnostiziert, das mindestens 60 % –
vielleicht aber auch mehr – aller solcherart Infizierten betrifft. Die
Selbstheilungsquote liegt nach gegenwärtigem Kenntnisstand bei
weniger als 1 %. Wie anders stellt sich dagegen Hepatitis A dar,
die auch einmal die epidemische Hepatitis genannt wurde und bei
der die Selbstheilungsquote bei 99 % und mehr liegt.

Diese Beispiele sollen genügen, die Fragestellung eines Panora-
mawandels von den Infektionskrankheiten zu den degenerativen
Erkrankungen und auch das Auftreten neuer Infektionskrankheiten, die einen eminent chronischen Charakter zeigen, zu be-
leuchten. Und es soll der Hinweis nicht fehlen, daß diese Verän-

derung wiederum primär mit Blick auf die hochtechnische west-lich-zivilisierte Welt gilt und in andere Gegenden der Welt wie beispielsweise Zentralafrika oder auch Asien und Südamerika nicht ohne weiteres zu übertragen ist.

Zunehmende Chronifizierung der Krankheiten

Im Zusammenhang mit dem Panoramawandel muß auch die Ver-änderung erwähnt werden, daß heute immer mehr Krankheiten primär chronisch in Erscheinung treten und kein akutes Stadium mehr erkennen lassen. Auch übertrifft die Häufigkeit solcher pri-mär chronischen Erkrankungen die früher typischen akuten Krankheiten. Diese Chronifizierung wurde ja schon im vorigen Abschnitt deutlich. Die Ursache ist bisher nicht erklärbar, eigent-lich wird sie auch nicht zu einer wirklich zentralen Frage der Me-dizin gemacht. Man nimmt die Veränderung fast schicksalhaft hin und begnügt sich mit der eigentlich unakzeptablen Haltung, solche Krankheiten eben nicht heilen zu können, sondern sie be-gleitend in ihrer Symptomatik zu lindern, aufzuhalten oder für den Erkrankten erträglich zu machen. Früher trat eine akute Le-berentzündung, besonders als Hepatitis A, fast immer endemisch oder sogar epidemisch auf, das heißt, es wurden ganze Kindergär-ten, Schulklassen, Regionen, eine Kompanie Soldaten davon be-fallen, und die Infektiösität war hoch. Heute ist die Hepatitis C, die mit einer anderen Virusart zusammenhängt, in einem akuten Stadium nur selten zu sehen, sie tritt als Einzelerkrankung (spo-radisch) auf und verläuft bei mehr als 60 % aller Infizierten emi-nent chronisch.

Früher hat es häufig den akuten Gelenkrheumatismus gege-ben, der durch Streptokokken ausgelöst wurde. Er ist inzwischen sehr selten geworden. Statt dessen beginnt die chronische Poly-arthritis (rheumatoide Arthritis), die früher eher eine Alters-krankheit war, immer häufiger im sehr jungen Lebensalter.

Die weitverbreitete Osteoporose, das chronische Asthma bronchiale und die chronisch entzündlichen Darmerkrankungen seien weitere Beispiele für das Überhandnehmen chronischer Erkrankungen oft sehr junger Menschen.

Besonders an dieser Situation wird das eingangs gezeigte Dilemma der modernen Medizin, die Krankheit immer erst in ihrem manifesten Stadium ernstzunehmen oder auch diagnostizieren zu können, deutlich. Denn gerade hier müßte ein intensiver Forschungsdrang entstehen, Vorstadien solcher chronischer Manifestationen zu erforschen, diagnostizierbar zu machen und natürlich auch für sie eine Therapie zu finden. Der Ruf nach einer wirklichen, tatkräftigen präventiven Medizin wird daher folgerichtig vor allem im Zusammenhang mit den häufigeren chronischen Erkrankungen laut. Und wir stoßen auf die Frage, ob es an der Methode der Medizin liegt, daß sie Vorstadien solcher Erkrankungen nicht erkennen kann oder ob sie dies nicht will. Es ist deshalb wichtig, darauf aufmerksam zu werden, daß es für bestimmte solcher Erkrankungen bereits definierte Stadien einer Latenz gibt, beispielsweise für die Autoimmunthyreoitiden (Morbus Basedow, Morbus Hashimoto) oder in Deutschland auch durch einen der führenden Diabetologen, Professor H. Mehnert, der für den Diabetes mellitus schon vor langer Zeit Stadien der Prälatenz und der Latenz definierte. Es mag hier als persönliches Postulat formuliert werden, daß bei einer anderen methodischen Vorgehensart solche latenten oder gar prälatenten (dispositionellen) Stadien von Krankheiten wohl viel genereller zu finden sein werden, als man sich heute überhaupt vorstellt. Auch darauf wird der Leser in späteren Abschnitten dieses Buches wieder stoßen.

Dieses hier diskutierte Dilemma der modernen Medizin kann etwas aggressiv auch so formuliert werden, daß eine Art Endzeitmedizin entstanden ist, die immer erst dann in Erscheinung treten will, wenn die Krankheit an ihr unveränderliches Ende gekommen ist.

Die Unheilbarkeit der Krankheiten?

Die Selbstverständlichkeit, mit der heute die Unheilbarkeit vieler Krankheiten akzeptiert wird, steht im krassen Widerspruch zu der selbstsicheren Überzeugung, eine fortschrittliche Wissenschaft zu sein. Es hat mich als Arzt, der seinen Beruf ergriff, um sich in den Dienst des Heilens zu stellen, tief geschmerzt, als vor Jahren im Standesblatt der deutschen Ärzteschaft geschrieben wurde, daß von Heilen im eigentlichen Sinne bei den meisten Krankheiten nicht die Rede sein könne und daß, wer hier von Heilen spräche, sich bereits in der Nähe der Scharlatanerie befindet. Ist es vom Standpunkt des gesunden Menschenverstandes aus betrachtet nicht das ureigene Ziel und Streben der Medizin zu heilen? Rückt diese Selbstverständlichkeit der Akzeptanz von der Unheilbarkeit vieler Krankheiten die Medizin nicht in die Nähe der später noch zu erörternden Situation, daß es Sache des *Patienten* ist, wenn er durch diese Medizin Schaden nimmt, beispielsweise durch unerwünschte Wirkungen moderner Arzneimittel?

Das aus meiner persönlichen Überzeugung zutiefst Irrtümliche der Anschauung von der Unheilbarkeit der meisten Krankheiten zeigt einen direkten Zusammenhang mit der Ignoranz eines wundersamen Geschehens im menschlichen Organismus, welches die Alten die Selbstheilungskraft nannten. Ist es nicht jedesmal ein neues Wunder, wenn eine durch Verletzung oder vom Chirurgen geschaffene Wunde per se (oder wie der Chirurg sagt per primam) heilt? Wenn ein gebrochener Knochen wieder zusammenwächst? Ist es nicht ein ebensolches Wunder, wenn sich eine durch die Infektion mit dem Hepatitis-Virus A ganz in Auflösung befindliche Leber neu organisiert, die Erkrankung überwindet und die Heilung durch ein feines Netz des Bindegewebes und damit ganz neuer Stütze und Stabilität des Lebergewebes angezeigt wird, die der Hepatologe periportale Fibrose nennt? Leben wir nicht voller Ignoranz gegenüber den Selbstheilungskräften des Schlafes, der uns jede Nacht aus der Müdigkeit des vorausgehenden Abends in einen neuen Morgen erquickt?[10] Können wir es uns unter Kenntnis der heutigen Immunologie, der Wissenschaft der menschlichen Abwehrkräfte und der Selbsterhaltung des Organismus, noch leisten, über diese Grundtatsache der menschlichen Gesundheit einfach hinwegzusehen und in jedem Augenblick zu glauben, in diese Heilungsvorgänge an willkürlicher Stelle mit unseren modernen Mitteln eingreifen zu dürfen?

Es könnte ein ganzes Buch über die Fähigkeit des Organismus geschrieben werden, sich selbst zu heilen, aber es muß an dieser Stelle genügen, den Leser auf diese täglich sich vollziehende Funktion in unserem Organismus aufmerksam zu machen, die ihm in seinem praktischen Leben viel zu wenig bewußt ist. Denn es muß klar sein, daß jeder Organismus ein bestimmtes Potential an solchen Selbstheilungskräften in sich trägt, mit dem im Laufe eines hoffentlich langen Lebens sorgsam umgegangen werden sollte. Hier liegt in der Tat eine persönliche Verantwortlichkeit bei jedem einzelnen Menschen, die allerdings auch durch den Arzt geschult werden sollte, ja, die schon in der Schule dem jungen Menschen nahegebracht werden müßte.

In den persönlichen Lebensbedingungen eines Menschen mag eine Krankheit auch einmal das Signum der Unheilbarkeit tragen, doch dürfte es nie zu einer absoluten Anschauung werden, Krankheiten grundsätzlich unheilbar zu nennen. Es ist meine Überzeugung, daß es keine an sich unheilbare Krankheit gibt, sondern daß es immer eine Frage der Bedingungen, des Mutes und der Fähigkeiten ist, ob Krankheit heilbar wird oder nicht.

Und dann taucht die Frage auf, was Heilen eigentlich ist und woher es in der Welt kommt. Wer kennt nicht das bittende Gesicht eines kleinen Kindes, dessen liebstes Spielzeug, etwa die Puppe, zerbrochen ist und das zur Mutter oder zum Vater eilt und fragt: »Machst du sie wieder heil?« Es lebt eine Kraft in dieser Welt, welche das Heil oder die Heilung in sie getragen hat. Die Besonderheit unserer gegenwärtigen Situation kann somit auch darin gesehen werden, daß ein solches, dieser Kraft entspringendes Heilen nicht mehr als Selbstverständlichkeit dem Menschen geschenkt wird, sondern daß der Mensch aus sich heraus ihm entgegenarbeiten, ja, sich seiner würdig machen muß. Hängt hiermit nicht unmittelbar auch die Würde des Menschen zusammen, seine Freiheit?

Die Revolution der Chirurgie

Man sollte mit Worten wie »Revolution« vorsichtig umgehen, doch für das, was im 20. Jahrhundert in der Chirurgie geschah, ist ein solch großes Wort berechtigt. Wer das im Detail studieren will, sei an Jürgen Thorwalds Buch *Das Jahrhundert der Chirurgen* erinnert[11], auch wenn dieses die letzten Jahrzehnte des 20. Jahrhunderts und ihre neuesten Errungenschaften nicht mehr erfaßt.

Es sind zwei Voraussetzungen, welche die großartige Entwicklung der Chirurgie vor allem in den letzten fünfzig Jahren ermöglichten. Da ist zum einen die Anästhesiologie, die Wissenschaft von den verschiedenen Betäubungs- und Narkoseverfahren, und zu ihr gehörig die Intensivmedizin, Ausdruck modernster Akut- und Notfallmedizin. Dazu gehört auch die Entwicklung einer Infusionstechnik, welche die Möglichkeit schuf, für alle Besonderheiten eines gestreßten oder geschockten Organismus die lebensnotwendige Homöostase aller Flüssigkeiten, im besonderen natürlich des Blutes, zu stabilisieren. Auch die Transfusionsmedizin, also die Technik von Blutübertragungen, wurde in diesem Jahrhundert extrem perfektioniert.

Die zweite entscheidende Voraussetzung muß in der Medizintechnik gesehen werden, die es heute möglich macht, selbst unter mikroskopischen Bedingungen beispielsweise im Mittel- oder Innenohr, am Auge, im Bereich kleinster arterieller Gefäße zu operieren, die große Operationen am offenen Herzen durch die Herz-Lungen-Maschine ermöglichte, die Voraussetzungen für intraoperative Röntgendiagnostik beispielsweise der Gallenwege schuf, die völlig neue, zum Teil apparative Nahttechniken für schwierige Nähte am Magen-Darm-Trakt erfand, die die Fülle von Einmalgeräten, zum Beispiel Skalpellen, mit höchster

Schnittexaktheit hervorbrachte, und schließlich auch die minimal-invasive Chirurgie, auch als laparaskopische Chirurgie bezeichnet. Bei ihr werden durch winzige Hautschnitte instrumental Organentfernungen oder andere korrigierende Maßnahmen an Organen möglich, die früher immer notwendig machten, daß zum Beispiel die Bauchhöhle weit geöffnet wurde. Allerneueste Techniken ermöglichen heute dem Chirurgen sogar, über eine von ihm gehandhabte Apparatur die operative Arbeit durch Operations-Roboter verrichten zu lassen, allerdings immer noch unter der Steuerung durch den Menschen selbst.

Mir ist die Zeit noch gut in Erinnerung, als bei einer Narkose die Anästhesie-Schwester über den Kopf des Patienten geneigt diesem über eine Maske Chloroform oder Aether tropfte, selbst halb betäubt, nie exakt in der Dosierung, so daß der Patient oft in entscheidenden Momenten einer Nahtlegung plötzlich hustete oder sich in anderer Weise so bewegte, daß das schon erreichte Ergebnis wieder zunichte gemacht wurde. Ich erinnere die schrecklichen Übelkeiten und das Erbrechen, die solchen Narkosen meistens folgten. Wie perfekt sind dagegen heute die typischen Intubations-Narkosen, bei denen nach vorausgegangener Anästhesie und einem intravenös gegebenen Kurznarkotikum ein Tubus in die Lufröhre geschoben wird, über welchen dann narkotisierende Gase vom Typ des Halothan im Sauerstoff-Gemisch bei oft auch assistierter Beatmung einen absolut sicheren und zuverlässigen Narkoseablauf garantieren! Diese Narkosen sind jederzeit steuerbar und überblickbar und für den Patienten auch deshalb so positiv, weil er sehr bald nach Beendigung der Operation bereits wieder sein Bewußtsein erlangt und natürlich in Abhängigkeit der Schwere des Eingriffs ohne wesentliche unangenehme Nachwirkungen der Narkose bleibt.

Die großen Eingriffe der Herz- oder Thoraxchirurgie, der Neurochirurgie und besonders die oft stundenlangen Eingriffe bei Organtransplantationen sind überhaupt erst im Zusammenhang mit dieser modernen Narkosetechnik möglich geworden.

Dazu ist als zweite Methode auch die Lumbalanästhesie zu rechnen, bei welcher über Einspritzung des Betäubungsmittels in den Rückenmarkskanal von dem Injektionsort abwärts der Schmerz so ausgelöscht wird, daß bei sonst vollem Wachbewußtsein beispielsweise Operationen im Unterleib oder an den Beinen durchgeführt werden können.

Und wie vergleichsweise komplikationslos kann dann der durch die operativen Eingriffe natürlich oft sehr angestrengte und verwundete Organismus durch die Nachsorge in der Intensivstation über alle Fährnisse der ersten Stunden und Tage hinweggeleitet werden, wo in früheren Zeiten nicht selten die gefürchteten Komplikationen einer Lungenembolie oder einer Magenatonie das perfekte Ergebnis einer Operation zunichte machten.

Die moderne Intensivmedizin hat für manchen Laien ihre Schrecken, weil sie viel am Menschen invasiv arbeiten muß. Es werden Katheter und Elektroden gelegt, der Patient ist von Apparaten umgeben und wird Tag und Nacht überwacht. Und doch muß man sich in diesem Zusammenhang klarmachen, daß nirgendwo sonst die moderne Technik in der Medizin so sehr ihre Berechtigung und Effizienz hat, wie an diesem Ort. Und es muß immer wieder herausgestellt werden, mit welch großartigem Einsatz Pflegende und Ärzte hier zusammenarbeiten, um dem Patienten über eine für ihn schwierige Lebensphase hinwegzuhelfen. Der gesamte Bereich der Notfallversorgung auch schon im ambulanten Bereich, zum Beispiel durch den Notarztwagen, entstammt der Intensivmedizin, und es gäbe nicht diese großen Erfolge in der Unfallchirurgie (Traumatologie), wenn sie nicht mit deren Mitteln arbeiten könnte.

Auf der anderen Seite kann nicht übersehen werden, daß auch hier keine absolute Garantie existiert, den Menschen nach seiner Operation über alle Krisen hinwegzubringen, daß auch heute noch unerklärliche Embolien oder sonstige Komplikationen den erfolgreichen operativen Eingriff umsonst erscheinen lassen, daß auch gerade in der Intensivmedizin eine nicht übersehbare Folge von iatrogenen Störungen oder Krankheiten möglich ist. In Relation zu den Erfolgen müssen diese Mißerfolge aber als gering und akzeptabel bezeichnet werden. Und es steht außer Frage, daß Intensivmedizin mit großer Nähe zum Menschen praktiziert werden kann und gerade Teams der Intensivstationen nicht selten eine besonders enge Beziehung zu den von ihnen betreuten Patienten haben.

Es ist ein bezeichnendes Phänomen der Chirurgie, daß hier die Ergebnisse immer einem Teamwork entstammen, daß ein noch so glänzender Chirurg große Schwierigkeiten bekäme, hätte er nicht eine ihm selbstverständlich und fast blind zuarbeitende Mannschaft der ärztlichen Assistenz und der Operationsschwester, wären nicht um diese herum zusätzliche Helfer, der Anästhesist und seine Mitarbeiter, alle diejenigen, die die Operation vorbereiten und so weiter. Und noch einmal muß erwähnt werden, welch unglaublicher Einsatz gerade in der Chirurgie für den kranken Menschen geleistet wird! Das gilt in besonderem Maß für den Bereich der maximalen Chirurgie, wo manche Eingriffe sogar den Wechsel der Operationsteams erforderlich machen, weil deren Erschöpfung ein Weiterarbeiten nicht mehr verantworten läßt. Die Betreuung geht ja unmittelbar nach der Operation weiter, regelmäßige Nachtdienste erfordern akuten Einsatz, und neben der psychischen erreicht die physische Belastung oft schon Ausmaße, wie wir sie sonst nur bei Schwerstarbeitern oder Hochleistungssportlern kennen.

Es ist schließlich erwähnenswert, daß die Dogmatik der Wissenschaftsmedizin in der Chirurgie am geringsten wahrzunehmen ist, daß der Chirurg und seine Mitarbeiter oft große Offenheit gegenüber anderen Denkweisen haben und auch in dieser Hinsicht teamfähiger sind als die meisten Kollegen der anderen Fachdisziplinen.

Da in diesem Kapitel kein »Jahrhundert der Chirurgen« beschrieben werden kann, sollen drei Bereiche besonders hervorgehoben werden, durch die die moderne Chirurgie in ihren Entwicklungen und in ihrer Problematik am besten beschrieben werden kann: die prothetische Chirurgie, die Transplantations-Chirurgie und schließlich die maximale Chirurgie, die man auch als »Chirurgie des Machbaren« bezeichnet.

Prothetische Chirurgie

Eines der erfolgreichsten Teilgebiete in der Chirurgie ist der Bereich der prothetischen Versorgung, der oft geringschätzig auch als »Ersatzteilmedizin« bezeichnet wird. Natürlich ist diese Chirurgie eine direkte Folge der bereits angesprochenen Denk- und Vorgehensweise, erst Endstadien von Krankheiten zu behandeln, Krankheiten als unheilbar zu definieren und dann Teile oder auch ganze Organe im Organismus durch neue zu ersetzen, synthetischer wie biologischer Art.

Am frühesten wurde die prothetische Chirurgie in der Unfallversorgung praktiziert. Man denke an die Knochenmarknagelung zur schnelleren Heilung von Knochenbrüchen, die heute schon weitgehend ersetzt wurde durch eine erstaunlich handwerkliche Knochenchirurgie mit Platten, Schrauben, Drähten et cetera. Der Vorteil ist die rasche Stabilisierung des gebrochenen Knochens, der Nachteil die immer notwendige zweite Operation, in der das technische Material wieder entfernt werden muß. Die Erfolge sind aber so eindeutig, daß heute kaum noch auf die prothetische Versorgung verzichtet wird, und die Spontanheilung der gegebenenfalls auch von außen gerichteten Bruchenden mit Unterstützung der Ruhigstellung durch einen Gips wird immer mehr zur Ausnahme.

Ein nächster Schritt ist dann die Endoprothetik, wo nach einer Fraktur beispielsweise am Oberschenkelhals und -kopf diese durch ein entsprechend künstliches Stahl- oder Kunststoffgebilde ersetzt werden, die »künstliche Hüfte«. Bei keinem anderen Gelenk ist diese Prothetik so perfektioniert wie im Hüftgelenk, und doch werden heute selbstverständlich auch andere Gelenke, beispielsweise das wohl komplizierteste Gelenk, das Knie, prothetisch ersetzt. Künstliche Armgelenke sind eigenartigerweise viel seltener und offensichtlich auch schwieriger, kommen aber vor. Versteifungen und »Einrüstungen« der Wirbelsäule bei starker Instabilität derselben oder Platten, die große Defekte am Schädel decken, gehören ebenso zur Knochenchirurgie und ihren Möglichkeiten prothetischer Versorgung.

Ein weiteres grandioses Kapitel ist heute die Gefäßchirurgie, wo auf mancherlei Art durch Unfall zerstörte, durch Arteriosklerose verengte oder verschlossene Gefäße oder auch zu unelastischen Krampfadern degenerierte Venen ersetzt oder korrigiert werden. In einem noch nicht zu weit fortgeschrittenen Stadium können Arterien beispielsweise durch bestimmte Ballonkatheter wieder erweitert werden (sogenannte Ballondilatation), können verpflanzte Venen die Durchblutung des Herzmuskels wieder garantieren, wenn die eigentlichen Herzkranzarterien weitgehend verschlossen sind (By-Pass), können aber auch in größeren Gefäßen Kunststoffprothesen Strecken neu überbrücken, wo eine ausreichende Durchblutung des durch dieses Gefäß versorgten Gewebes nicht mehr gegeben war. Ein Extrem ist die große Y-Prothese im Beckenbereich, wenn die Hauptschlagader (Aorta) und die Hauptbeinarterien in solch synthetischer Art verbunden werden. Manchmal kann der Gefäßchirurg arteriosklerotische Ablagerungen auch ausschaben, oder er legt neben die Verengung durch Seit-zu-Seit-Anastomose ein begleitendes Gefäß, das dann die Versorgung mit Blut wieder sicherstellt. Auch hier könnte ein umfangreiches Kapitel geschrieben werden, das dann alle Möglichkeiten dieser Gefäßchirurgie enthielte. Es sei der Vollständigkeit halber noch der Hinweis auf den Ersatz defekter Herzklappen gegeben, um die großartigen Möglichkeiten anzudeuten, die heute in der prothetischen Chirurgie existieren.

Ein weiteres Gebiet ist die plastische Chirurgie, die natürlich auch skurrile Aspekte hat, denkt man an die sogenannte Schönheitschirurgie. Aber für viele Menschen bedeutet das Wiederherstellen ihrer Gestalt oder eines Organs, zum Beispiel der aus dem Darm gebildete plastische Ersatz einer Harnblase, eine beträchtlich gesteigerte Lebensqualität.

Dazu gehört auch die Wiederherstellung der weiblichen Brust nach großen operativen Eingriffen, zum Beispiel wegen Brustkrebs, der manchmal sogar die Entfernung der ganzen Brust notwendig macht. Oder es mag auch für manchen Mann die Penisprothese dazugehören, durch die eine Versteifung möglich wird, die als Folge eines operativen Eingriffes oder einer anderen Erkrankung spontan nicht mehr möglich wäre. Prothetisch versorgt auch der Urologe die Harnleiter, indem er sie von innen schient, wenn sie zum Beispiel durch Bedrängung von außen in ihrem Abfluß gehindert werden. Und schließlich arbeitet auch der HNO-Facharzt prothetisch, wenn er beispielsweise die winzigen Mittelohrkörperchen durch synthetische Prothesen ersetzt oder am Innenohr arbeitet.

Der Segen der prothetischen Chirurgie ist für viele Menschen nicht zu ermessen. Aber es existieren auch die Schattenseiten. Da gibt es allergische Reaktionen gegen das Prothesenmaterial, ähnlich der Abstoßungsreaktion beim transplantierten Organ. Durch die Silikoneinlagen beim Aufbau der Brust ist das öffentlich bekannt geworden. Auch gegen den Kunststoff von Gefäßprothesen gibt es solche Reaktionen. Es kann häßliche Narbenbildungen geben, die als Wucherungen Keloide genannt werden. Ferner dürfen die damit verbundenen Kosten nicht verschwiegen werden. Die prothetische Medizin hat nämlich zu einer erheblichen Verteuerung des Gesundheitswesens beigetragen. Und schließlich ist natürlich auch nicht zu übersehen, daß diese Möglichkeiten des Organ- oder Organteilersatzes viele Menschen leichtfertig werden lassen, was den Umgang und die Sorgsamkeit der Pflege ihres Organismus betrifft.

Wenn die Medizin neue Wege zur Früherkennung und -behandlung von Krankheiten einschlüge und die Krankheiten dann nicht erst in ihre Endstadien kommen lassen würde, könnte der Anteil der heute notwendigen prothetischen Chirurgie sicher deutlich geringer werden.

Transplantationschirurgie

Daß es sich hierbei um ein besonders heikles Thema handelt, wird allgemein diskutiert. Denn gerade in der Transplantationschirurgie sind einerseits die unglaublichsten Fortschritte unmittelbar zu erleben, andererseits wurden durch sie Perspektiven eröffnet, die durchaus zu der Frage berechtigen, inwieweit sich die Medizin in Bezirke vorgewagt hat, die sie nicht mehr durchschaut.

Es gibt heute eine umfangreiche Literatur zur Organtransplantation, vieles davon ist auch kritisch, aber nur wenige stellen die Frage, welche Konsequenzen eine Organtransplantation für den Spender einerseits und den Empfänger andererseits hat. Genau bei diesem Thema wird die selbstgesetzte Grenze der Medizin erlebbar, Fragen über den Tod hinaus für den Menschen nicht stellen zu wollen und aus ihrer Methodik heraus auch nicht zu können. Fragen der Individuation des Betroffenen bis in seine Organe hinein werden nicht ernsthaft verfolgt, und im Grunde genommen wird nirgendwo sonst so direkt die mechanistische Auffassung praktiziert. Der Austausch eines Organs ist zwar komplizierter als der Austausch eines Relais in einem elektrischen oder sonstigen Apparat, wird aber doch durchaus als vergleichbarer Vorgang angesehen. Allein das gesamte psychische Ausmaß, das sich mit dem Thema der Organtransplantation verbindet, ist in der Transplantationsmedizin nicht annähernd ausgelotet. Und dennoch: Sie ist ein Bestandteil unserer Medizin und soll deshalb kurz charakterisiert werden.

Im Grunde genommen ist sie ein Spezialfall der prothetischen Chirurgie, hat aber auch so grundsätzlich andere Aspekte, daß sie gesondert betrachtet werden sollte. Zunächst muß man sich darüber im klaren sein, daß sie überhaupt nur möglich ist durch einen tiefgreifenden Trick, den die Medizin gegenüber dem menschlichen Immunsystem anwendet. Dieses ist nämlich in der Lage, das fremde Gewebe des transplantierten Organs als ein nicht eigenes zu erkennen und sofort zu bekämpfen. Jedes übertragene Organ wird spontan vom Empfängerorganismus durch sein Immunsystem wieder abgestoßen, wenn letzteres nicht so eingeschränkt wird, daß es die Kraft zur Abstoßung nicht mehr hat. Dieses Vorgehen wird Immunsuppression genannt und durch Arzneimittel bewirkt, die primär aus dem Bereich der in der Krebstherapie angewandten Zytostatika stammten, heute aber auch ganz eigene Entwicklungen kennen. Es ist noch unklar, wie lang eine solche Immunsuppression erfolgen muß. Bei Kindern weiß man, daß sie nach einigen Jahren beendet werden kann und dann das fremde Organ offensichtlich zum eigenen geworden ist. Das mag durch die noch viel stärker eigenplastischen Kräfte des kindlichen Organismus verständlich werden.

Beim Erwachsenen muß man primär davon ausgehen, daß die Immunsuppression lebenslang fortgesetzt werden muß. Daß das mit vielen, zum Teil auch nicht geringen Nachteilen erkauft wird, dürfte jedem einsehbar sein. Ein weiteres Problem ist die mit dieser Situation verbundene, ständig in dem Organempfänger weiterlebende Angst, ob das transplantierte Organ auch bleibt. Denn trotz der Immunsuppression gelingt es immer wieder einem Organismus, das solcher Art scheinbar geschützte Organ dennoch abzustoßen. Das ist vor allem in der frühen Phase nach der Transplantation eine große Gefährdung. Und auch schon vorher hat ein solcher Mensch in der Angst gelebt, ob noch rechtzeitig ein für ihn passendes Organ gefunden wird, ob die Operation gelingt oder ob er hinterher der Gleiche bleibt, der er vor der Operation war. Denn es gehört zu den tiefgreifenden Komplikationen der Organtransplantationen, daß in ihrer Folge Wesensveränderungen beschrieben wurden.

Natürlich muß im Namen der Gesellschaft auch die Frage erlaubt sein, welche Berechtigung der einzelne für einen solchen kostenträchtigen Eingriff hat, wenn er möglicherweise den Schaden des betroffenen Organs durch seine Lebensweise selbst verschuldet hat. Zwar berührt man mit dieser Frage ein für die heutige Zeit äußerst sensibles Thema, doch kann dessen Realität und gesellschaftliche Relvanz nicht dadurch verdrängt werden, daß man nicht darüber spricht. Denn die Kosten der Transplantationsmedizin sind wohl die extensivsten, die wir heute in der Medizin kennen, und ein volkswirtschaftlicher Nutzen ist kaum gegeben. Wie groß ein solcher letztlich für den Organempfänger ist, findet sehr unterschiedliche, persönliche Antworten.

Große Organtransplantationseingriffe verursachen immense Kosten; eine Lebertransplantation zum Beispiel wird mit etwa DM 250000 veranschlagt. Und vergessen wir nicht die Folgekosten und deren volkswirtschaftliche Auswirkungen. Die Betroffenen müssen über sehr lange Zeit immer wieder ärztlich überwacht und kontrolliert werden, zunächst durch die Transplantationszentren selbst, was zusätzliche Reisekosten bedeutet, denn selten wird der Transplantierte an dem Ort wohnen, wo eine solche Operation durchgeführt werden kann. Er muß teure Arzneimittel, vor allem die Immunsuppressiva verordnet bekommen, viele Laboruntersuchungen und andere technische Diagnoseverfahren sind erforderlich. Kurz: Transplantationsmedizin ist eine extrem teure Medizin.

Die schwierigste Frage nach Sinn und Berechtigung der Transplantationsmedizin liegt aber auf der sogenannten Spenderseite. Man mußte erst juristisch-medizinisch den Hirntod definieren, um die Entnahme lebendiger Organe ethisch überhaupt zu rechtfertigen. Denn selbstverständlich können Organe eines Leichnams in einen lebendigen Organismus nicht übertragen werden. Der Hirntod definiert eine Situation, in welcher ein Mensch mit größter Wahrscheinlichkeit sein Leben nicht weiter fortsetzen kann, aber auch noch nicht gestorben ist. Das heißt, daß die Organe für eine Transplantation dem Spender, selbstverständlich unter Bedingungen modernster Narkose, bei lebendigem Leibe entnommen werden.

Welche Erfahrungen ein solcher Organspender dabei macht, was in ihm seelisch an diesem Zerstückeln seines Leibes erlebbar wird, konnte nie geschildert werden, da der Mensch nach der Organentnahme definitiv tot ist. Welche Vorbereitungen getroffen werden müssen, um die Organe für die Transplantation vorzubereiten, ehe sie entnommen werden (Explantation!), daß alles Blut beispielsweise durch Eiswasserspülungen entfernt werden muß, um allergische Reaktionen beim Empfänger zu minimieren, soll hier nicht in allen Einzelheiten geschildert werden. Doch es geschieht dies alles bei einem sterbenden und wiederum noch lebenden Menschen, der zwar narkotisiert ist, aber dennoch Empfindungen, Erlebnisse an seinem Leibe haben kann. Und es sind fast immer mehrere Chirurgen-Teams, die nacheinander die verschiedenen Organe und Gewebe explantieren und zu den unterschiedlichsten Zentren transportieren, wo sie auf immer andere Empfänger übertragen werden. Über 200 »Einzelteile« soll ein Spenderorganismus zur Verfügung stellen können.

Diese extreme Situation, die juristisch gerechtfertigt wird, ist ethisch nicht ausdiskutiert. Das ist möglich, weil ethische Fragen in der Medizin zur Zeit ohne Bedeutung scheinen und eine in sich eigenständige, selbstverständliche und das Handeln jedes in der Medizin tätigen Menschen bestimmende Ethik heute nicht existiert. Es gibt aber zahlreiche und umfassende, auch wissenschaftlich gesicherte Erfahrungen von Menschen, die Nah-Todes-Erlebnisse hatten und berichten konnten, wie sie in solchen Situationen, in denen sie von außen betrachtet keinerlei Bewußtsein von sich selbst mehr hatten, ein viel umfassenderes, oft in erstaunliche Detailkenntnisse gehendes Bewußtsein erlebten. Wer will daher garantieren, daß ein Mensch, der als Organspender deklariert wird, solche Erlebnisse an dem Zerstückeln seines Leibes nicht haben könnte? Und könnten die besonders bei Herztransplantationen beobachteten Wesensveränderungen auch damit zu tun haben, daß ein zentraler Anteil eines ganz anders strukturierten individuellen Organismus nun in den Gegensatz zum Empfängerorganismus tritt? Ist ein menschliches Organ nicht mehr als ein technisch überschaubar funktionierender, noch so komplizierter Apparat? Das Problem der Transplantations-Medizin muß vor allem darin gesehen werden, daß dem technisch Machbaren eine Fülle schwierigster Fragen gegenüberstehen, die bis heute unbeantwortet geblieben sind. Wird man sich später, wenn die eigentlichen Antworten gefunden wurden, darauf berufen müssen, daß man damals eben noch nicht wußte, was man tat?

Maximale Chirurgie

Die sogenannte maximale Chirurgie wird auch die Chirurgie des Machbaren genannt. Heute sind der chirurgischen Technik und aller ihr zuarbeitenden Fachdisziplinen offensichtlich keine Grenze mehr gesetzt. So wurde in den USA bei einem im Unterleibsbereich schwer erkrankten jungen Mann bereits die Hemicorporektomie vorgenommen, bei welcher der gesamte Mensch unterhalb des Nabels amputiert wird. Es lebte ein Torso weiter.

Dieser Eingriff ist wohl nur ein einziges Mal durchgeführt worden, zu groß war das Entsetzen und der Aufschrei in der Fach- und Laienwelt. Aber vielen werden auch die Berichte über den Säugling in Erinnerung bleiben, dem ein Schweineherz transplantiert wurde, was er allerdings nicht überlebte. Immer häufiger liest man auch von primär gelungenen Mehrfach-Organtransplantationen, beispielsweise der gleichzeitigen Transplantation von Lunge und Herz oder auch von mehreren Bauchorganen. Eigenartigerweise liest man viel seltener darüber, wie der weitere Verlauf dieser maximalen operativen Eingriffe war. Man muß davon ausgehen, daß die wenigsten davon langfristig gelingen, wobei der schon erwähnte Unterschied zwischen Kindern und Erwachsenen besteht. Immer wieder sind auch bei einer schweren fortgeschrittenen Krebserkrankung, die ein längerfristiges Überleben nicht mehr denkbar sein läßt, noch große, verstümmelnde operative Eingriffe vorgenommen worden, die zu keinem Zeitpunkt die Lebensqualität des Betroffenen zu bessern vermochten. Es ist dann eben das Machbare, was den Chirurgen lenkt, und nicht das aus der Sicht des Erkrankten Richtige.

Es wäre jedoch unredlich, die positiven Seiten dieser »Extrem-Chirurgie« nicht zu nennen. Da können heute abgetrennte Gliedmaßen, die Hand oder auch ein ganzer Arm wieder angenäht oder schwere Hautverbrennungen durch viele einander folgende Operationen mit kosmetisch guten Ergebnissen geheilt werden, ohne die schrecklich-verstümmelnden Narben zurückzulassen, die manch älteren Leser noch an den Krieg und seine vielen Brandopfer erinnern mag. Da werden in der Unfallchirurgie schwer gequetschte oder zertrümmerte Anteile eines Organismus wieder hergestellt, wo früher Hilfe unmöglich gewesen wäre. Welche Fortschritte hat zum Beispiel die hochspezialisierte Handchirurgie gemacht!

Hier sind wir sicher an der kritischsten Stelle der modernen Chirurgie, die weitgehend uneingeschränkt als *der* große Fortschritt in der Medizin angesehen werden kann, die aber auch in Grenzbereiche vorgestoßen ist, in denen der Ruf nach einer verbindlichen Ethik immer lauter werden müßte. Hinzu kommen – so schwer dies auch in diesem Zusammenhang anzusprechen ist – die mit solchen oft sinnlosen und auch ergebnislosen Eingriffen verbundenen Kosten, die letztlich ja wieder die Gesellschaft tragen muß.

Die Chirurgie ist somit zweifellos ein besonders aussagefähiges Beispiel für den Fortschritt der modernen Medizin. In ihr werden aber auch die Grenzen und Grenzüberschreitungen gegenüber der Ganzheit Mensch deutlich.

Medizin und Technik

Spricht man kritisch über den Anteil der Technik in der Medizin, wird man von vielen Ärzten bereits als Gegner des Fortschritts charakterisiert; so sehr ist sie ein essentieller Bestandteil der Medizin geworden. In meiner Ausbildungszeit erlebte ich noch, mit welch geringen Hilfsmitteln der Arzt diagnostizierte und im wesentlichen auch therapierte. Das Stethoskop, der Augen- oder Ohren-Spiegel, das neurologische Hämmerchen zum Prüfen der Reflexe, sehr einfache EKG-Apparate, eine Art »Küchentopf« zum Messen der Lungenfunktion und andere, ähnlich einfache Apparate, die heute historischen Wert haben dürften und in Museen gezeigt werden könnten, unterstützten die unmittelbar am Patienten gewonnenen Diagnosen, deren Qualität heute aber niemand aus arroganter Distanz unterbewerten sollte.

Die Technik hat zweifellos einen entscheidenden Anteil am Fortschritt der Medizin, und sie beansprucht zugleich einen ihrer wichtigsten Marktanteile. Es sind unvorstellbare Summen, die beispielsweise für die Einrichtung eines Krankenhauses investiert werden müßten, sollte es von Grund auf mit allen technischen Möglichkeiten neu eingerichtet werden. Man bedenke die Vielzahl solcher Krankenhäuser in aller Welt, denke an die Arztpraxen, an den hohen technischen Aufwand einer Röntgenpraxis oder eines Zentrallaboratoriums, und man wird feststellen können, daß hier nicht mehr berechenbare Summen ausgegeben wurden und immer erneut ausgegeben werden, da doch der Fortschritt der Technik in der Medizin ein eindrucksvolles Tempo anschlägt. Dazu werden dann Gesetze verabschiedet, die noch brauchbare Geräte auf einen Schlag verbieten und die Ärzte oder Krankenhäuser zwingen, neue und teurere Apparate zu kaufen.

Und anschließend wird wenig problemorientiert die Kostenexplosion beklagt!

Segen und Fluch dieser Technik hängen entscheidend damit zusammen, ob sie Selbstzweck wird oder sich in den Dienst der Sache stellen läßt. Man unterschätze nicht, welche Verlockung von der Technik ausgeht, benutzt zu werden. In einer etwas verdeckten Formulierung nennt man das »Amortisation« investierter Kosten.

Im Gesundheitswesen der Bundesrepublik wäre schon heute eine außerordentliche Entlastung zu bewirken, wenn unnötige technische, kostenintensive Untersuchungen unterbleiben würden, auch überflüssige Doppeluntersuchungen oder solche, die Ausdruck der sogenannten Defensiv-Medizin sind. In ihr führt der Arzt Untersuchungen durch, die keineswegs primär dem Patienten nutzen, sondern eher dem Selbstschutz des Arztes dienen, damit nicht spätere Vorwürfe erhoben werden können, er habe eine wesentliche Untersuchung nicht durchgeführt. So ist die Technik in der Medizin ein durchaus zweischneidiges Schwert, sie hat aber auch einen entscheidenden Anteil an deren Fortschritt! Das soll an Beispielen der Diagnostik und Therapie aufgezeigt werden.

Technik in der Diagnostik

Eine Reihe von Sachfeldern der Medizin zeigen die enormen Möglichkeiten, die dank der immer weiter verbesserten Technik wahrgenommen werden konnten. An erster Stelle soll die Labormedizin genannt werden, die heute in fast allen Bereichen vollautomatisch qualitativ hochwertige, im engsten Zuverlässigkeitsbereich gemessene Ergebnisse (Befunde) erstellt. Schon mit oft sehr geringen Mengen Blut liefert ein Automat ganze Serien von Befunden, die dann fertig ausgedruckt werden und vom verantwortlichen Arzt oder der medizinisch-technischen Assistentin nur noch auf ihre Sinnhaftigkeit überprüft werden müssen. Denn trotz aller Automatisation kann es immer wieder auch einmal zu sogenannten »Ausreißern«, das heißt Laborfehlern kommen, die ungeprüft beim betroffenen Patienten und seinen Ärzten Verwirrung auslösen. Große Bedeutung erlangten die Messungen von körpereigenen Enzymen, deren Aktivität im Verlauf einer bestimmten Zeit gemessen werden. Aber auch die Blutsalze (Elektrolyte), verschiedene Körpereiweiße, die Blutfette und der Blutzucker seien Beispiele für außerordentlich wichtige Bausteine in einer Labordiagnostik. Diese spielt auch in der Intensivmedizin eine zentrale Rolle, und es ist dort ein wichtiger Fortschritt dadurch erzielt worden, daß solche Befunde oft in kürzester Zeit erstellt werden können. Auch Körperausscheidungen, vor allem der Harn, werden untersucht, und in großen Laboratorien werden auch Untersuchungen zur Bakteriologie und Virologie durchgeführt. Dabei wird nicht nur festgestellt, welche Bakterien sich mit einer bestimmten Erkrankung in Zusammenhang bringen lassen. Es kann bei positivem Nachweis auch untersucht werden, welche Antibiotika oder andere Chemotherapeutika die höchste Wahrscheinlichkeit auf einen therapeutischen Erfolg erwarten lassen. Der Nachweis von Viren erfolgt überwiegend indirekt durch bestimmte gegen sie vom Körper gebildete Antikörper oder durch bestimmte Reaktionen, die sich zwischen Virus und Körper abspielen, in Einzelfällen aber auch durch den direkten Virusnachweis. Das sind dann allerdings schon sehr aufwendige Untersuchungen.

Es ist nicht das Anliegen dieser Arbeit, eine Vollständigkeit der heutigen Möglichkeiten in der Darstellung auch nur annähernd anzustreben; nur wenige, aber typische Beispiele sollen charakterisieren, welch hohe Bedeutung die Laboratiumsmedizin heute in der Diagnostik hat.

Auch elektrophysiologische Untersuchungen gehören zu den modernen Errungenschaften der Medizin. Die im Körper vorhandenen elektrischen Vorgänge werden durch Apparate abgeleitet und aufgezeichnet, zum Beispiel als Elektrokardiogramm (EKG) vom Herzen, als Elektroenzephalogramm (EEG) vom Gehirn oder als Elektromyogramm (EMG) von den großen Muskeln. In Kombination mit Belastungsversuchen (Ergometrie) oder als Langzeitaufzeichnungen (24-Stunden-EKG) sind dies unverzichtbare diagnostische Grundlagen der Medizin unseres Jahrhunderts geworden.

Ein weiteres Gebiet technischer Diagnostik wird unter der Sammelbezeichnung »Bildgebende Verfahren« zusammengefaßt. Früher war es vor allem das normale Röntgen, das sich bis in unsere Zeit hinein außerordentlich perfektioniert hat und dennoch bis heute auf die qualitative Interpretation eines erfahrenen Röntgenarztes angewiesen ist. Denn die Bilder werten sich im Gegensatz zur Laboratoriumsmedizin keineswegs selbst aus, sie bedürfen nach wie vor der Deutung. Das schränkt ihre strenge Objektivität insofern ein, als immer wieder festzustellen ist – wie auch fundierte wissenschaftliche Untersuchungen zeigen –, daß von Röntgenarzt zu Röntgenarzt derselbe Befund unterschiedlich interpretiert wird.

Das Problem der Röntgendiagnostik ist ihre Zweidimensionalität, was auch durch den Fortschritt der Schichtuntersuchungen nur unzureichend geändert werden konnte. Hier gab es den großen Durchbruch durch die Computertomographie, wo ein kreisender Röntgenstrahl dreidimensionale Bilder insofern produziert, als er Schicht für Schicht größere Zusammenhänge des Organismus wie des Brustkorbs oder des Bauchraums in zahlreichen Bildern abbildet, die dann wiederum vom interpretierenden Arzt zusammengesetzt und beurteilt werden müssen. Durch die Kernspintomographie entstand die Möglichkeit, auch weiche Organe abbilden zu können, die sonst für Röntgenstrahlen absolut durchlässig waren, wie beispielsweise das Gehirn oder die Leber. Und geradezu eine Routineuntersuchung, bei der keinerlei Strahlenbelastung stattfindet, ist die Ultraschalldiagnostik, die sogenannte Sonographie geworden, die sich die Erfahrungen des

53

Echolots der Schiffahrt für die medizinisch-ärztliche Diagnostik zunutze machte.

Bei aller Begeisterung über diese Möglichkeiten und den darin unbestreitbaren diagnostischen Fortschritt muß aber noch einmal zum Ausdruck gebracht werden, daß die Qualität derartiger Befunde vollständig von der Interpretationskunst und Erfahrung des Arztes abhängt. Das gilt im übrigen genauso für die schon älteren elektrischen Untersuchungsmethoden wie das Elektrokardiogramm (EKG) und das Elektroenzephalogramm (EEG), die für andere entsprechende Untersuchungen beispielhaft genannt werden sollen. Es ist schon erstaunlich, daß in einer Zeit der Computerisierung der Welt noch keine befriedigende Möglichkeit entwickelt werden konnte, eine EKG- oder EEG-Kurve automatisch auswerten zu lassen. Nach wie vor ist der Blick und der anzulegende Maßstab des erfahrenen Arztes qualitativ die beste Möglichkeit, aus diesen Kurven elektrisch-organischer Abläufe ein entsprechendes diagnostisches Kriterium zu entwickeln.

Ein viertes Element ist die Endoskopie, die in den letzten vierzig Jahren ebenfalls revolutionsartige Fortschritte machte. Mußte man bis dahin unter Vollnarkose mit einem starren Metallrohr den heroischen Versuch unternehmen, in Speiseröhre, Magen oder auch in das große Bronchialsystem zu schauen, wurden durch die biegsamen, weichen Instrumente (sogenannte Fiberendoskope), die auf der Entdeckung beruhen, daß gebündeltes Licht durch Glasfasern transportiert werden kann, solche Untersuchungen zunehmend Routine- und Alltagsereignisse. Wenn man selbst den Fortschritt dieser Möglichkeiten miterlebt und praktiziert hat, kann man nur von einer überwältigenden Veränderung zugunsten dieser Methode und natürlich zum Nutzen der Patienten sprechen. In vielerlei Art können Ärzte heute durch feinste Instrumente unter meist nur geringer Belastung des Patienten in die natürlichen Körperhöhlen wie Brust- und Bauchraum schauen oder auch in den gesamten Magen-/Darmtrakt, das Bronchialsystem, die weiblichen Geschlechtsorgane oder

auch in die Harnröhre und Blase. Auch immer mehr früher un-
zugängliche Bereiche, wie beispielsweise das Kniegelenk (Arthroskopie), können heute durch die Endoskopie im lebendigen, funktionellen Zustand betrachtet werden.

In der Chirurgie hat die Endoskopie ebenfalls einen hohen
Stellenwert errungen. Die minimal-invasive-Chirurgie (MIC)
mit der laparoskopischen Technik wird allerdings vorwiegend
therapeutisch eingesetzt und deshalb später noch einmal erwähnt.

Mit der Histologie wurde eine weitere diagnostische Ebene geschaffen, nämlich die Untersuchung menschlich-organischen
Gewebes aus dem lebendigen Organismus. Schon über lange Zeiten, mit einem Schwerpunkt ab Mitte des 19. Jahrhunderts, wurden Gewebeproben zur Interpretation krankhafter Veränderungen untersucht, wobei diese aber vornehmlich vom Leichnam
stammten und dann nur der Forschung dienten oder aber aus
operativ entferntem Gewebe.

Heute können bei jeder Spiegelung eines Organs zahlreiche
Proben entnommen und beurteilt werden, wobei gegenüber der
früheren Lichtmikroskopie nun auch die Elektronenmikroskopie
bis in die tiefste Struktur der Zelle Aufklärung gibt. Hinzuge-
kommen sind auch wichtige histochemische Reaktionen, die Auf-
schluß über typische Veränderungen bestimmter Zellen im Zusammenhang mit den dadurch charakterisierten Krankheiten geben. Die Histologie ist eine der ältesten diagnostischen Methoden, die technische Hilfsmittel (Schnittverfahren, Einbettung zur
Konservierung, Färbemethoden und schließlich das Mikroskop
selbst) voraussetzten.

Eines der jüngsten diagnostischen Gebiete ist die Immunologie, welche in ihren zukünftigen Möglichkeiten noch nicht abzu-
schätzen ist. Sie umfaßt alle Reaktionen des menschlichen Ab-
wehrsystems, das in schier unglaublicher Vielfalt Tag und Nacht
darüber wacht, daß im Organismus nur Eigenes existiert und
nichts Fremdes Platz greift. Deshalb wurde eine Definitionen des

Immunsystems treffenderweise auch so formuliert: Selbst erkennt alles Nicht-Selbst. Immunologische Untersuchungen sind
vorwiegend Teil der Laboratoriumsmedizin, können aber beispielsweise auch histochemische Untersuchungen einschließen.

Diese Beispiele mögen genügen. Der Leser wird durch sie ermessen können, welch bedeutender Fortschritt in der durch Technik ermöglichten Diagnostik für die Medizin und damit auch für
ihn selbst existiert. Er wird zugleich empfinden können, wie
nachteilig dieser Bereich für ihn sein kann, wenn er zum Selbstzweck oder gar Eigennutz wird.

Technik in der Therapie

Wie sehr die Technik auch die therapeutischen Möglichkeiten gefördert hat, konnte am Beispiel der Chirurgie schon dargestellt
werden. In der Inneren Medizin und in der Frauenheilkunde ist
es beispielsweise die Endoskopie, die nicht nur diagnostisch Nutzen bringt, sondern darüber hinaus auch therapeutisch eingesetzt
werden kann. Es ist heute selbstverständlich, einen im Gallengang steckengebliebenen Stein durch einen solchen operativ-en-
doskopischen Eingriff zu entfernen. Die Untersuchungsmethode
heißt endoskopische Papillotomie und setzt eine ERCP (Endoskopisch-retrograde Cholangio-Pankreatoskopie) voraus. Entfer-
nungen von Polypen oder kleinen Tumoren im gesamten Ma-
gen-/Darmtrakt sind Routineeingriffe, ebensolche aus dem
Bronchialtrakt oder aus der Harnblase.

Die endoskopisch durchgeführten Operationen (MIC) bedeuten für viele Patienten eine große Erleichterung, fallen doch die
großen Operationsschnitte und -wunden weg und damit die
nicht so seltenen Komplikationen eines Narbenbruchs (Hernie)
oder das spätere Aufplatzen der Wunde bei ungenügender Heilung, wenn zum Beispiel die Fäden entfernt werden. Auch bilden
die 3–4 kleinen, meist nur 1 cm langen Hautschnitte keine so äs-

thetisch störenden Narben wie zum Beispiel diejenigen, die nach einer konventionellen Gallenblasenentfernung zurückbleiben. Die minimal-invasive Chirurgie kann auch diagnostisch benutzt werden, wo früher der große »explorative« Bauchschnitt durchgeführt wurde.

Einen großen Stellenwert hat die Technik auch bei der Herstellung von Arzneimitteln. Das beginnt mit der meist chemisch-synthetischen Gewinnung der entsprechenden Wirksubstanz, ihrer Verkapselung oder Dragierung, der Verpackung; bei Naturarzneimitteln auch schon bei der Extraktion, das heißt den unterschiedlichsten Auszugsverfahren, um aus dem Mineral, der Pflanze oder einem tierischen Anteil das wirksame Prinzip herauszusondern. Auch das Verfahren, die Aufnahmegeschwindigkeit von Arzneimitteln zu steuern und beispielsweise über längere Zeiträume in möglichst gleicher Dosierung in den Körper eintreten zu lassen, bedarf enormer technischer Voraussetzungen. Man spricht dann von Retardierung oder retardierten Arzneimitteln. Eine interessante Entwicklung sind auch die sogenannten Arzneipflaster, bei denen die natürliche Aufnahmemöglichkeit über die Haut genutzt wird. Das führt oft zu einer gleichmäßigen und langsamen Arzneimittelaufnahme in den Körper und bedeutet also eine »natürliche Retardierung«.

In jüngster Zeit werden Arzneimittel immer häufiger gentechnisch hergestellt, indem beispielsweise bestimmte Bakterien gentechnisch so programmiert werden, daß sie einen bestimmten Stoff, etwa ein Antibiotikum oder auch ein dem menschlichen Insulin exakt chemisch-entsprechendes (Humaninsulin) produzieren.

Weitere, sicher auch noch auf längere Sicht hin nicht zu Ende entwickelte Therapiemöglichkeiten entstammen der Lasertherapie, in der Licht in Wärme verändert wird und dadurch äußerst exakte Gewebeschnitte oder Verbrennungen bestimmter Bezirke, beispielsweise einer Geschwulst, bewerkstelligt werden können.

Und nicht zuletzt soll auch die physikalische Therapie Erwähnung finden, die alten Ursprungs ist, in der Hydrotherapie durch den Pfarrer Kneipp eine Renaissance erfuhr und heute in zahlreichen Formen der Bädertherapie, auch unter Zuhilfenahme von elektrischen Phänomenen (beispielsweise Kurzwelle, Infrarot-Wärmetherapie, Stangerbad) vielfältig therapeutische Anwendung findet.

Noch einmal wird man also entdecken können, welche therapeutischen Fortschritte durch die dabei verwendete und dafür entwickelte Technik möglich geworden ist und auf wieviel medizinische Möglichkeiten ohne sie verzichtet werden müßte. Und wiederum mag man eine Ahnung davon bekommen, daß eine solche therapeutische Technik auch Gefahren in sich birgt mißbraucht zu werden, oder aber auch zu unerwünschten Wirkungen und damit neuen iatrogen Krankheiten führen kann.

Nil nocere?

Immer wieder wird man im medizinischen Zusammenhang auf das Postulat »Nil nocere« – niemandem schaden – stoßen. Es entstammt dem Eid des Hippokrates, den die Ärzte früher als ihre verpflichtende Ethik-Formel sprachen und zur Richtschnur ihres Handelns machten. Das Nil nocere drückte aus, daß sich der Arzt bewußt war, durch sein Handeln auch schaden zu können, daß er dieses aber immer nach bestem Wissen und Gewissen vermeiden will. Es war in der Tat eine grundlegende Leitlinie ärztlichen Handelns, dem Patienten durch das eigene Tun auf keinen Fall Schaden zuzufügen. Der erste Satz von Ivan Illich in der Einleitung zu seinem Buch *Medical nemesis* offenbart aber, daß sich diese ärztliche Voraussetzung heute zunehmend in ihr Gegenteil verkehrt hat: »Die Zunft der Ärzte ist zu einer Hauptgefahr für die Gesundheit geworden.«[12] Er macht in Anmerkungen auch darauf aufmerksam, daß das Wissen um dieses Problem schon in der Antike bekannt war und führt Plinius Secundus als Zeugen an: »Uns vor den Ärzten zu schützen, gibt es kein Gesetz gegen Dummheit, keinen Fall von Todesstrafe. Die Ärzte lernen auf unsere Gefahr, sie experimentieren und töten mit souveräner Straffreiheit, tatsächlich ist der Arzt der einzige, der töten darf. Sie gehen noch weiter und machen den Patienten verantwortlich: Dem, der erliegt, geben sie die Schuld.«[13]

Es ist schon erstaunlich, eine für die Gegenwart so pointierte und zutreffende Aussage am Beginn unserer Zeitrechnung zu finden. Denn heute hat der Arzt beziehungsweise die Medizin als Wissenschaft in ihre legitimierte Handlungsweise die potentielle Schädigung des Patienten fest integriert. Man hat für die Therapie mit Arzneimitteln sogar ein wissenschaftliches Gesetz formuliert, daß nur solche Arzneimittel Wirkungen haben, die auch Nebenwirkungen verursachen! So wird die oft wesentlich bessere Verträglichkeit von Naturarzneimitteln einfach schon mit Bezug auf dieses Gesetz diskriminiert, denn wo entsprechende Nebenwirkungen fehlen, wird es wohl auch keine Wirkung geben! Diese selbstverständliche Akzeptanz möglicher Schädigungen des Patienten hat natürlich den Vorteil, daß der Arzt für diese Schädigungen nicht persönlich zur Rechenschaft gezogen werden kann. Das Risiko liegt eindeutig beim Patienten. *Er* ist es ja, der trotz aller Warnhinweise im Beipackzettel eines Arzneimittels dieses akzeptiert. Doch auf der anderen Seite beklagen sich die Ärzte über die große Unzuverlässigkeit der Patienten, die viele der ihnen verordneten Medikamente erst gar nicht einnehmen. Dabei ist es eine auch ökonomische Absurdität, daß die meisten Menschen die ihnen verordneten Arzneimittel zunächst aus der Apotheke holen, um sie dann nach dem Studium des Beipackzettels letztlich doch nicht einzunehmen und auf den großen imaginären Müllhaufen nicht benutzter, oft sehr teurer Arzneimittel werfen.

Compliance

Die Zuverlässigkeit eines Patienten hat in der Medizin den wissenschaftlichen Decknamen »Compliance« erhalten. Es gibt heute bereits eine breite Literatur darüber. Bei Patienten mit Bluthochdruck gehen die meisten Verfasser beispielsweise davon aus, daß höchstens 40 % die ihnen verordneten Arzneimittel regelmäßig oder überhaupt nehmen.

Natürlich ist die Wahrscheinlichkeit, daß eine der im Beipackzettel aufgeführten möglichen unerwünschten Nebenwirkungen einen auch wirklich treffen, in den meisten Fällen sehr gering. Doch bleibt die Einnahme solcher Arzneimittel ein Russisch-Roulette: Man weiß nicht, ob die eine Kugel in der Trommel nicht eben doch trifft. Es ist schon erstaunlich, mit welcher Selbstverständlichkeit, insbesondere wenn der verordnende Arzt gleichzeitig Wissenschaftler ist, dem Patienten heutzutage alle diese potentiellen Nebenwirkungen zugemutet werden. Und es ist eine persönliche Erfahrung, daß immer wieder von Medizinern zu erfahren ist, daß sie nicht im Traum daran denken, ein solches Arzneimittel selbst einzunehmen oder sich einer invasiven Untersuchung wie beispielsweise einer Leberpunktion zu unterziehen, auch wenn sie eine solche bei ihren Patienten dutzende Male veranlaßt haben. »Ich kann doch ein solches Risiko nicht eingehen«, hörte ich sie dann sagen!

Noch einmal muß in diesem Zusammenhang auch das Thema der Relevanz iatrogener Krankheiten an der heutigen Morbiditätsstatistik unserer Gesellschaft angesprochen werden. Bei jedem vierten bis fünften Patienten muß damit gerechnet werden, daß er durch die Handlungen seines Arztes zusätzlichen Schaden nimmt. Wollte man nun noch hinzurechnen, was durch unrichtige oder nicht ausgeführte aber dringend notwendige Handlungen angerichtet wird, mag die Häufigkeit von iatrogenen Schäden noch deutlich steigen. Man denke nur an die sinnlose Behandlung banaler Infekte mit Antibiotika, obwohl sie meistens viral bedingt sind!

Es sollte auch nicht unterschätzt werden, wieviel Schaden schon allein durch diagnostische Maßnahmen angerichtet werden kann. Von leichten bis zu schweren Komplikationen reichen die Möglichkeiten. Sei es eine Kontrastmittel-Unverträglichkeit bei einer Röntgendiagnostik bis hin zum anaphylaktischen Schock, seien es Blutungen durch Punktionen oder ein Pneumothorax (Kollaps eines Lungenflügels) durch eine Venenpunktion zum Einführen eines Infusionskatheters oder die Infektion der Harnwege durch Katheterisierung der Harnblase. Eine schier endlose Aufzählung könnte hier folgen, um alle denkbaren Schädigungsmöglichkeiten diagnostischer Eingriffe zu charakterisieren. Es soll jedoch nur aufgezeigt werden, mit welcher Selbstverständlichkeit die Medizin sich dahin entwickelt hat, Schaden für den Patienten durch ihre Handlungen in Kauf zu nehmen und sich dafür nicht rechtfertigen zu müssen. Geschieht dann aber einmal eine entsprechende Komplikation, zum Beispiel durch eine zu tief gesetzte Akupunkturnadel, gibt es eine große Aufregung, und es wird gar ein Berufsverbot gefordert, falls es sich um einen Heilpraktiker handelte.

Im Vorgriff auf das dritte Hauptkapitel dieses Buches (»Forderungen an die Zukunft«) sei für diese Betrachtung schon jetzt ausgesprochen, daß mir hier ein Umdenken zwingend notwendig erscheint. Es existiert heute für komplementäre Medizinverfahren der höchst unglückliche Begriff einer »sanften Medizin«. Eine solche gibt es nicht und kann es auch nicht geben. Wie sollte eine wirklich effektive Chirurgie »sanft« werden? Und ist eine Arznei aus der Tollkirsche, aus der Herbstzeitlosen oder anderen Giftpflanzen beziehungsweise tierischen Giften »sanft«?

Wir müßten vielleicht von einer »*rücksichtsvollen* Medizin« sprechen als Gegenbegriff zur zunehmend in unserer Gesellschaft erlebbaren, auf dem Boden des Egoismus gewachsenen Rücksichtslosigkeit, die wir eben auch in der Medizin erleben. Ich könnte noch weiter gehen und von einer »*verantwortungsvollen* Medizin« sprechen, was zum Ausdruck bringen soll, daß der Arzt für jede seiner Handlungen in vollem Umfang verantwortlich ist, wobei die Frage, wem er sich zu verantworten hat, ganz unterschiedlich beantwortet werden kann. Natürlich gibt es auch heute gegenüber großen ärztlichen Kunstfehlern juristische Maßnahmen. In den USA sollen ja vor jedem Krankenhaus tagtäglich Anwälte auf Patienten warten, die entlassen werden, um ihnen Schadensersatzprozesse anzubieten. Man kann schließlich immer irgend etwas finden, das sich dann – vor allem natürlich auch für den Anwalt selbst – zu Geld machen läßt. Aber es sind gerade die kleineren Dinge, die keinen Arzt heute vor ein Gericht bringen würden, die er aber gleichwohl zu verantworten hat. Die alten Ärzte mußten sich gegenüber Asklepios, dem Heilgott und

Lehrer von Hippokrates, verantworten. Wer ist heute an seine Stelle als nicht-weltliche Macht getreten?

Als junger Arzt hatte ich ein Schlüsselerlebnis: Bei einer Frau, die durch einen Autounfall eine große Platzwunde am Kopf hatte, kam es nach der sorgfältig gelegten Naht in den folgenden Tagen zu einer starken Gefühllosigkeit in diesem Bereich. Der verantwortliche Chefarzt machte mir, dem Anfänger, die Hölle heiß und sprach von allen möglichen noch hinzukommenden Komplikationen, wie Haarausfall, Durchblutungsstörungen und so weiter. Welch schlaflose Zeit brachte das mit sich! Nach einer Woche und guter Wundheilung war das Problem allerdings von den Selbstheilungskräften der Patientin gelöst, und keine der befürchteten Komplikationen trat ein. Dennoch habe ich dieses Erlebnis nie vergessen und daraus eine wesentliche Erkenntnis für das eigene ärztliche Handeln gewonnen. Es war mir die nie auszusetzende Verantwortlichkeit des Arztes für alle seine Handlungen – diagnostisch wie therapeutisch – schlagartig bewußt geworden. Für das ärztliche Handeln kann sie als ständige Richtschnur eine starke, tragende Kraft werden, weil eine solcherart gewonnene Erkenntnis (Diagnose) eine völlig neue Moralität des Handelns (Therapie) bewirkt.

Die Krise des Gesundheitswesens

Dieses tagtäglich in Zeitungen und Magazinen dargestellte und kontrovers diskutierte Thema scheint eine Geschichte ohne Ende zu sein. Sie muß dennoch beziehungsweise gerade deswegen Inhalt einer kritischen Bestandsaufnahme für dieses Buch sein, wenn auch lediglich in Kurzform und mit Blick auf die wichtigsten Segmente und Ursachen. Der Schwerpunkt liegt in der Situation in Deutschland selbst, im weiteren Sinne auch im Zusammenhang mit den Auswirkungen eines gemeinsamen Europas und letzten Endes in persönlichen Anschauungen. Jeder Leser ist ja Teil des gesellschaftlichen Sektors, der Gesundheitswesen oder auch Gesundheitssystem genannt wird. Und er ist – mehr oder minder – aktiv Beteiligter an der heute existierenden Krise. Hier sollen beispielhaft drei zentrale Probleme kurz angesprochen werden, die vom Autor an anderer Stelle schon ausführlich behandelt wurden.[14]

Egoismus

Ein erstes zentrales Problem oder besser eine zentrale Wurzel dieser Krise ist der in unserer Gesellschaft explosionsartig gewachsene Egoismus. Das Gesundheitswesen hat sich in den letzten Jahrzehnten, vor allem zwischen 1970 und 1990, zu einem alles umfassenden Versorgungssystem des Sozialstaats entwickelt. Stand am Anfang der Begründung gesetzlicher Krankenversicherungen, am Ende des vorigen und Anfang dieses Jahrhunderts, die Idee einer Solidarität der Gesunden mit den Kranken, der Vermögenden mit den Armen, sollte dafür Sorge getragen werden, daß jeder Bürger dieses Staates ein Anrecht auf ausreichende Versorgung im Fall einer Krankheit bekam, hat sich daraus inzwischen eine anonyme Zwangsversicherung entwickelt, in der keiner der Beteiligten mehr tatsächliche Solidarität leben kann, weil er gar nicht weiß, wem gegenüber er sie erweisen könnte! Ähnlich wie bei der Kirchensteuer werden ihm in Relation zu Einkommen oder Lohn und in Abhängigkeit von einer immer höher gesetzten Einkommensgrenze Beiträge abgezogen, die in eine der gesetzlichen Krankenkassen fließen. Diese verwaltet das Geld für den Bedarfsfall, wobei heute die fragwürdige Situation eingetreten ist, daß die Krankenkassen dieses Geld behandeln, als gehöre es ihnen, um es dann wieder als großzügige Gabe für den Versicherten herzugeben, falls darin eine Notwendigkeit akzeptiert wird.

Längst ist aus einer eindeutigen Dienstleistung ein Wirtschaftsunternehmen geworden, das offenkundig völlig den Blick dafür verloren hat, woher es seine Einnahmen eigentlich bezieht. Der Versicherte wiederum lebt in der nachvollziehbaren Vorstellung, er müsse, da ihm jeden Monat ein erheblicher Geldbetrag von diesen Krankenkassen weggenommen wird, von diesem eingezahlten Geld soviel wie überhaupt möglich wieder herausholen, im idealen Sinne natürlich mit Zins- und Zinseszins oder gar im Sinne eines Gewinns.

In Zeiten des Überflusses haben die Krankenkassen diese Einstellung sogar gefördert und den Versicherten (überflüssige) Leistungen geradezu angeboten. Man denke nur an den Begriff des »Kurlaubes«, der ein versteckt-offenes Angebot war, eine an sich nicht notwendige Kur als von den Krankenkassen bezahlten Urlaub in Anspruch zu nehmen. Auf einem sozialistisch ausgerichteten »Gesundheitstag« war das Plakat zu lesen: »Lieber krank feiern als gesund arbeiten«! Es macht sich auch kaum noch einer der Bürger (Versicherten) Gedanken, wie sehr er die Solidaritätsgemeinschaft dadurch belastet, daß er in seinem Leben krankmachende Faktoren wie Rauchen, übermäßigen Alkoholgenuß,

Fehlernährung, mangelnde Bewegung et cetera integriert und die daraus entstehenden Krankheitsfolgen der Krankenkasse, das heißt der sogenannten Solidargemeinschaft, anlastet.

Neben dieser Perversion der Krankenkasse, die ihre Einkünfte wie die Kirchensteuer durch Gesetz zwangsmäßig einzieht, damit wie Eigentum umgeht, dieses nach Gutdünken oder auch gesetzlichen Vorgaben dann wieder an die Versicherten verteilt und neben der um sich greifenden Einstellung der Versicherten, soviel wie nur irgend möglich von dem ihnen weggenommenen Geld wieder zurückzuholen, existiert als dritter gesellschaftlicher Bezirk, in dem sich der Egoismus im Gesundheitswesen rücksichtslos auslebt, der Bereich der sogenannten Leistungserbringer in der Medizin. Das sind alle jene, die am Kranksein in der Gesellschaft verdienen: Arzneimittelhersteller, Ärzte, Apotheker, alle anderen Heilberufe, die Krankenhäuser und Privatkliniken, die gesamte Industrie der Medizintechnik und viele andere mehr. Nach heutigen Schätzungen beträgt das Volumen des Marktes »Gesundheitswesen in Deutschland« zwischen DM 400 und 500 Milliarden jährlich. Und aus dieser Riesentorte sollte man sich nicht ein gehöriges Stück selbst einverleiben dürfen?

Es ist natürlich anachronistisch, an einer solchen Stelle daran zu erinnern, daß in den alten Heilsystemen, deren letzte Ableger heute noch in den wenigen nicht von unserer Zivilisation durchdrungenen Gegenden der Welt zu finden sind, ein Heiler nie materiellen Gewinn durch sein Heilen erzielen durfte, weil ihm sonst die Heilkraft verlorenging. Besteht hier ein womöglich ursächlicher Zusammenhang mit unserer geschichtlichen Situation, daß es heutzutage einerseits gesellschaftlich legitimiert ist, am Kranksein eines anderen Menschen soviel wie möglich zu verdienen, und es andererseits im offiziellen Standesorgan der Deutschen Ärzte heißt, daß von Heilen eigentlich nicht mehr gesprochen werden könne, ja, daß derjenige, der ein solches für sich in Anspruch nähme, schon fast ein Scharlatan sei?

Wirtschaftszwänge

Eine zweite zentrale Wurzel der Krise unseres Gesundheitswesens kann in den Wirtschaftszwängen gesehen werden, die zur Zeit eine besonders breite Diskussion auslösen. Es ist die Frage, was in der Medizin noch bezahlbar ist und womit die Notwendigkeit immer höherer Abgaben an die Krankenkassen oder die sich gegenwärtig deutlich abzeichnende Begrenzung solcher Abgaben und die damit dann notwendige Rationierung der Ausgaben zusammenhängt. Die Medizin-Ökonomen stellen die sinkenden Einnahmen in den Mittelpunkt, da die Krankenkassen einerseits durch das immer geringer werdende Wirtschaftswachstum und die damit verbundenen geringeren Löhne oder Einkommen und andererseits durch die immer weiter gestiegene Zahl von Arbeitslosen und Sozialhilfeempfängern immer weniger zahlungskräftige Versicherte haben. Für den Arbeitslosen oder den Sozialhilfeempfänger und auch für die Mitglieder der Rentenversicherung wird vom Staat ein bundeseinheitlicher Beitragssatz zur Krankenversicherung festgelegt, der deutlich unter dem Geldbetrag liegt, der tatsächlich für die Krankenversorgung dieser Bevölkerungsgruppe aufzubringen wäre.

1996 soll die Finanzierungslücke aus diesem Bereich in Deutschland bereits über 50 Milliarden Mark betragen haben. Der Staat befindet sich hier als Sozialstaat in einem unlösbaren Dilemma. Auf der einen Seite muß er Kosten senken, auf der anderen Seite muß er ermöglichen, daß die Wirtschaft weiter angekurbelt wird. Es gibt Wissenschaftler, die aus dieser Unlösbarkeit ableiten, daß sich der Sozialstaat überlebt hat. Auf jeden Fall wird die seit Jahrzehnten beschworene Kostenexplosion von nüchtern rechnenden Medizin-Ökonomen eindeutig bestritten. Und doch ist zweifelsfrei das Geld, das heute im Gesundheitswesen zirkuliert, in den letzten Jahrzehnten enorm gestiegen. Nach jüngsten Angaben stieg der Anteil der Ausgaben für Gesundheit am Brutto-Inlandsprodukt von 4,3 % (1960) auf 10,5 % (1995). Der durchschnittliche Bürger in Deutschland muß mehr als 13 % seines Gehalts in die Krankenversicherung beziehungsweise 1,7 % in die Pflegeversicherung abführen!

Ein entscheidendes Problem ist dabei die immer nachhaltiger diskutierte Frage, ob dieses Mehr an Geld im Gesundheitswesen auch zu einem Mehr an Gesundheit der Bevölkerung geführt hat. Die sich mit diesem Thema auseinandersetzenden Experten antworten eindeutig mit »nein«. So ist die Lebenserwartung in der vergleichbaren Zeit der gestiegenen Kosten in keinem vergleichbaren Maße gestiegen. Und in den Eingangskapiteln wurde ja schon die Problematik der Verlagerung von den akuten zu den chronischen Krankheiten und deren überwiegend postulierte Unheilbarkeit dargestellt. Auch der Nutzen der außerordentlich teuren High-Tech-Medizin wird hinterfragt und als bisher in keiner Weise belegt angesehen, obwohl hier natürlich sehr differenziert vorgegangen werden muß.

Die damit verbundenen Forschungen würden wiederum viel Geld erfordern, das der mit dieser Frage sowieso schon überforderte Staat nicht aufbringen kann. So flüchtet er hilflos in immer mehr Gesetze, Verordnungen und Richtlinien, nach denen die am Gesundheitswesen Beteiligten vorzugehen hätten. Einer der bekanntesten deutschen Gesundheitssystemforscher, Professor Michael Arnold, Tübingen, hat in den letzten zwanzig Jahren 46 Gesetze mit zirka 6800 Einzelvorschriften gezählt, und dennoch ist die Krise keineswegs geringer geworden, sind die alten Probleme auch die aktuellen!

Das Tragische in dieser Situation ist, daß alle Verordnungen durch den Staat immer mehr Entmündigung oder zumindest Bevormundung sowohl der Bürger als auch der Leistungserbringer im Gesundheitswesen bedeuten. Die für die Medizin so unverzichtbare Freiheitlichkeit wird zunehmend eingeengt, obwohl die staatlichen medizinischen Gesundheitssysteme, wie beispielsweise in Großbritannien oder Skandinavien, längst gezeigt haben, daß sie keineswegs einem freiheitlichen, selbstverantwortlichen System überlegen wären. Doch wurden die Chancen echter Selbstverwaltung wiederum nicht genutzt, sondern eher mißbraucht.

Wissenschaftsdogmatismus

Bleibt als dritte wesentliche Ursache der Krise unseres Gesundheitswesens der Wissenschaftsdogmatismus. Selbstverständlich ist für den logischen Verstand ein solcher schon ein Widerspruch in sich. Wissenschaft kann eigentlich nicht dogmatisiert werden, sie ist ja die nicht endenwollende Frage nach einem immer neuen, besseren Verständnis der Dinge dieser Welt, ist Entdeckungsfreude. Wie kann denn festgelegt werden, was Wissenschaft ist, wie kann etwas wissenschaftlich anerkannt oder eben nicht anerkannt sein? Wie kann einem Menschen, der Forscherdrang hat und ausleben will, von anderen vorgeschrieben werden, wie er in seiner Forschung vorzugehen hat und wie er seine Ergebnisse sichern muß? Wo vor allem bleiben dann alle Innovationen? Es ist vielleicht tatsächlich die Auswirkung einer inzwischen so dogmatisierten Wissenschaft, daß wir immer weniger wirkliche Neuentwicklungen feiern können.

Seit der Mitte des 19. Jahrhunderts, initiiert durch den Berliner Pathologen Rudolf Virchow und viele seiner wissenschaftlichen Mitstreiter, existiert in der Medizin ein solcher Wissenschaftsdogmatismus. Es wurde festgelegt, daß in ihr nur das Wissenschaft ist, was Naturwissenschaft ist. Auch darüber ist in den vorangegangenen Kapiteln referiert worden. Im Zusammenhang mit der Neufassung des Arzneimittelgesetzes in Deutschland 1976 formulierte der Ausschuß für Jugend, Familie und Gesundheit in seinem Bericht vom 28. 04. 1976 wie folgt:

»Nach einmütiger Auffassung des Ausschusses kann und darf es nicht Aufgabe des Gesetzgebers sein, durch die einseitige Festlegung bestimmter Methoden für den Nachweis der Wirksamkeit eines Arzneimittels eine der miteinander konkurrierenden Therapierichtungen in den Rang eines allgemein verbindlichen ›Standes der wissenschaftlichen Erkenntnis‹ und damit zum ausschließenden Maßstab für die Zulassung eines Arzneimittels zu erheben. Der Ausschuß hat sich vielmehr bei der Beschlußfassung über die Zulassungsvorschriften, insbesondere bei der Ausgestaltung der Anforderungen an den Wirksamkeitsnachweis, von der politischen Zielrichtung leiten lassen, daß sich im Zulassungsbereich der in der Arzneimitteltherapie vorhandene Wissenschaftspluralismus deutlich widerspiegeln muß.«

Als gleichberechtigt mit der Schulmedizin wurden damals die anthroposophische Medizin, die Homöopathie und die Phytotherapie genannt. Dennoch werden auch diese sogenannten besonderen Therapierichtungen einschließlich ihrer eigenen Wissenschaftsmethodik von der Schulmedizin nach wie vor nicht akzeptiert. Mit zum Teil großer Arroganz werden solche Medizinsysteme als Paramedizin oder zuletzt Glaubensmedizin bezeichnet und zum Teil sogar in die Nähe des Faschismus gerückt, um sie zu diskriminieren.

Schon im 19. Jahrhundert schrieb der bedeutende Arzt Carl Gustav Carus (1789–1869): »Denn allerdings wäre es die absurdeste Arroganz einer Wissenschaft, die dann sicher diesen Namen nicht mehr verdiente, wenn der Arzt, dem die Genesung und das Wohl des Kranken überall die höchste Aufgabe und das letzte Ziel sein soll, irgend etwas deshalb verschmähen wollte, weil eine unmittelbare scharfe Konstruktion nach seinem eigenen individuellen Standpunkte keinen zureichenden Grund für dessen Anwendung zuläßt.«[15]

Früher sagte ein Sprichwort »Viele Wege führen nach Rom«. So dürfte es auch eigentlich keine gegenseitigen Infragestellungen geben, wenn für das Wohl und Heil des Patienten unterschiedliche Erkenntnis-(Diagnose)wege und solche der Behandlung eingeschlagen würden. Aus ihrer dogmatischen Haltung aber schließen die Schulmediziner sämtliche ihrer Methode nicht

entsprechenden Wissenschaftler und Forscher oder auch praktischen Ärzte aus der anerkannten, durch die Universitäten vertre-
tenen Medizin aus. Um so erstaunlicher ist dabei, daß sie – ge-
stützt auf den Philosophen Karl Popper – offen bekennen, daß sie
in ihrer Erkenntnis nie zur Wahrheit gelangen werden. Ihr Streben geht dahin, den Irrtum so weit wie möglich zu vermeiden.
Statistik ist an die Stelle von Erkenntnis getreten, Falsifikation an
die Stelle von Verifikation.

Und schaut man noch tiefer, so wird deutlich, daß nicht wenige
der wissenschaftlichen Ergebnisse letztlich Verabredungen sogenannter Experten sind. Auf die Besonderheit der Consensus mee-
tings wurde ja schon hingewiesen. Auch die daraus entwickelten
Paradigmen, die an Stelle bestehender Naturgesetze getreten und
deshalb auch kurzfristig änderbar sind, wurden erwähnt. Immer
wieder werden neue Begriffe gesucht, um die eigene Bastion zu
verteidigen. Der neueste Goldstandard ist eine »evidence based
medicine«, was immer auch unter dieser Evidenz verstanden
werden soll. Letztlich wohl im ursprünglichen Sinn das »Beob-
achtbare« und »Beweisbare«, was allerdings in der Medizin nur
noch selten eine Rolle spielt; sie ist ja vorwiegend hypothetisch
oder experimentell.

Diese in ihrem Eifer, ihrer Enge, aber auch Aggressivität an die
Inquisition des Mittelalters erinnernde Wissenschaftsmedizin
wird von Ivan Illich wie folgt charakterisiert: »Für den wissenschaftlichen Arzt ist die Medizin eine Wissenschaft, und jede
Therapie ist die erneute Wiederholung eines Experiments mit
statistisch definierter Erfolgswahrscheinlichkeit.«[16] Und später:
»Von wissenschaftlicher Medizin, angewandt von medizinischen
Wissenschaftlern, wird erwartet, daß sie die richtige Therapie lie-
fere, ganz gleich, ob diese zu einer Heilung, zum Tod oder zu gar
keiner Reaktion auf seiten des Patienten führt. Sie legitimiert
sich durch Statistiken, die mathematisch aufgeschlüsselt alle drei
Resultate vorhersagen. Die Gesamtheit ihrer Praktiker stellt eine
Bürokratie, nicht eine Gilde dar.«[17]

Und diese Darstellungen gipfeln dann in folgender Aussage: »Gegenwärtig verteidigt das Ärztecorps seine Macht, Gesundheit zu definieren, zu bestimmen, welche Heilmethoden von der Öffentlichkeit finanziert werden sollen. Es läßt keine abweichende Meinung zu und kann denjenigen, die sich zu einer solchen bekennen, die Unterstützung der Öffentlichkeit, wenn nicht das Recht auf Praxis, verwehren. Seit Anfang dieses Jahrhunderts ist das Ärzte-Corps eine etablierte Kirche!«[18]

Als neueste Variante ihrer Selbstdarstellung erschien folgender Text zur Ankündigung und Begründung für den »1. Koblenzer Patienten-Kongreß« im November 1999:

»Was ist Ganzheitlichkeit, was offene Medizin?

Was verbirgt sich hinter dem Begriff Ganzheitlichkeit? Ist er nur ein Schlagwort, das besonders von der sogenannten Alternativmedizin gebraucht wird? Andere reden nicht von ganzheitlicher Medizin, sondern von Komplementärmedizin, integrierter Medizin. Was versteht der Patient darunter – was die Schulmedizin. Da der Begriff Ganzheitlichkeit oft von der Paramedizin mißbraucht wurde, um das eigene Konzept aufzuwerten, während damit gleichzeitig die Schulmedizin abgewertet wurde, kann man mit diesem Begriff in der Tat kaum noch beschreiben, was richtig verstandene ganzheitliche Medizin eigentlich ist. Daher wurde der neue Begriff ›offene Medizin‹ vorgeschlagen. Eine offene Medizin ist eine Medizin, die in der Schulmedizin verwurzelt ist, sich zugleich aber öffnet für die Anliegen von Patienten. Offene Medizin ist eine Alternative zu jener Schulmedizin, die sich heute so viel Kritik gefallen lassen muß, weil sie dem Patienten nicht zuhört und ihn ernst nimmt. Offene Medizin ist die Alternative nicht *zur* sondern *in* der Schulmedizin. Offene Medizin ist dem Patienten zugewandt und zuhörend, sie ist nicht patientenabweisend und taub. Sie ist eine sprechende, keine schweigende Medizin, sie nimmt den Patienten ernst und behandelt ihn partnerschaftlich anstatt patriarchalisch autoritär. Es stellt sich die Frage, ob die Reform gelingen kann und was zu tun ist, damit dies geschieht.«[19]

Was auch immer eine »offene Medizin« nun sein wird, sie hat sich offensichtlich bisher als eine »geschlossene« erlebt. Es bedarf aber nicht nur neuer Begriffe, sondern neuer Inhalte.

Das wohl größte Problem in diesem Zusammenhang muß dahingehend definiert werden, daß die Medizin keine wirkliche Kenntnis vom Menschen mehr hat. Sie kann eine solche mit ihrer Wissenschaftsmethodik, die letztlich eine mathematisch definierte ist, die chemische, physikalische und mechanistische Gesetze einbezieht und die als Erkenntnismethode das analytisch-beweisende Denken sucht, das immer auf die Teile und nie auf das Ganze orientiert ist, auch nicht in sich tragen. Typischerweise ist heute eines der wichtigsten Wissenschaftsgebiete der Medizin die Molekularbiologie geworden, wie auch längst die Zellforschung ultrastrukturell geworden ist. Man denkt unglaublich winzige Einzelheiten im menschlichen Organismus, »sieht aber den Wald vor Bäumen nicht mehr«.

Selbst wenn scheinbar auf den Menschen als Ganzes geschaut wird, geschieht das immer nur im Sinne einer Momentaufnahme; der Augenblick wird registriert. In Wirklichkeit ist der Mensch ein weit in der Zeit ausgebreitetes Wesen, das alle Phasen von der Kindheit bis zum Greisentum in sich vereint. So müßte eine moderne Medizin, die die Ganzheit Mensch sieht, auch eine biographische sein. Ansätze davon existieren in der psychosomatischen Medizin, aber auch dort herrscht ein materialistisches Weltbild, das zu der eigentlichen Individualität Mensch, die Leib, Seele und Geist umfaßt, nicht vordringt.

Wenn wir nur auf diese drei zentralen Wurzeln der Krise blicken, den Egoismus, die Wirtschaftszwänge und den Wissenschaftsdogmatismus, wird deutlich, daß eine Änderung zum Besseren nicht durch ständiges Kurieren an Symptomen erfolgreich sein wird, sondern daß hier umfassend neue Voraussetzungen geschaffen werden müssen, die ein Gesundheitssystem für das 21. Jahrhundert begründen, in welchem Eigenverantwortung, eine Differenzierung von Notwendigem und Wünschenswertem, Effizienz, Forschung und insbesondere neue, individuelle Definitionen von Gesundheit und Kranksein wesentliche Bestandteile bilden.

Die Medizin im Gespräch mit sich selbst

Dialogische Betrachtungen

Dialog bedeutet primär eine Aussprache zwischen zwei Menschen, ein Zwiegespräch. Er kann aber auch mit sich selbst geführt werden, ja selbst im Schweigen gibt es die Möglichkeit eines Dialogs. So sind die nächsten Kapitel zu verstehen: Die Medizin spricht mit sich selbst über zentrale Themen, nicht im Pro und Contra, sondern zur eigenen Verständigung. Eigentlich will Dialog im hier gemeinten Sinne das Gespräch sein, von dem Goethe sagte, es sei erquickender als das Licht!

Heute sind wir eigentlich nur die Diskussion gewöhnt, deren Methode das Entweder-Oder ist, das Streitgespräch, in dem man seine eigene Überzeugung einem anderen oktroyieren will. Das Recht-haben-Wollen scheint mir eine entscheidende Komponente der gegenwärtig so typischen Diskussionen, bei denen es eben nicht um Verständigung geht. Deshalb wird von Psychologen auch immer wieder die Notwendigkeit einer »Streitkultur« beschworen. Es gibt in diesem Zusammenhang in der deutschen Sprache ein tückisches Wort, das zwar unbedeutend wirkt und deshalb auch gar nicht ernst genommen wird, das aber in einer Diskussion von entscheidender Bedeutung ist. Gemeint ist das Wörtchen »aber«. Wie charakteristisch ist die täuschende Zustimmung, die sich in der Formulierung »Ja, aber ...« immerzu Geltung verschafft. Die Diskussion ist heute ein essentieller Anteil der medizinischen Wissenschaft, geprägt durch das aus dem analytischen Denken stammende Prinzip des Entweder-Oders.

Es gibt jedoch eine zweite, wesentliche Seite der Wirklichkeit: das Sowohl-als-Auch! Im Volksmund spricht man von den zwei Seiten einer Medaille. Alle räumliche Wirklichkeit besteht in rechts und links, oben und unten, vorne und hinten, wobei diese sogar austauschbar sind, wenn der Gegenstand oder der Mensch selbst beispielsweise »auf den Kopf gestellt« wird. Auch sonst ist vieles veränderbar durch das Sowohl-als-Auch, je nach dem Standort, den der Betrachter einnimmt. Sagt einer beispielsweise »Es regnet nicht«, kann zu gleicher Zeit am anderen Ort, der nicht einmal weit entfernt sein muß, der Regen herabprasseln. Der Berg aller Berge ist für mich und sicher viele Menschen das Matterhorn – jedoch nur von der Schweizer Seite! Schaut man auf das gleiche Gebirge von Italien aus, erweist es sich als vollkommen durchschnittlich und in keiner Weise besonders eindrucksvoll. Welches ist nun die »Wirklichkeit« Matterhorn?

Rudolf Steiner spricht sogar von zwölf berechtigten Weltanschauungen, die zusammengenommen erst die Ganzheit, die Wirklichkeit, die Wahrheit ergeben[20]. Letztere ist absolut unteilbar, und dennoch können Aspekte von ihr, die der einzelne hat, durchaus richtig sein, sie sind eben nur nicht vollständig. In diesem Sinne braucht Wissenschaft auch Pluralismus. Die Dinge nur aus einer einzigen Perspektive anschauen oder durch eine einzige Methode erkennen zu wollen, ist immer Einseitigkeit. Wird solche Einseitigkeit zur Methode, dann ist sie Ideologie.

In diesem Sinne sollen die dialogischen Betrachtungen oder das Gespräch, das die Medizin über ihre wesentlichen Inhalte mit sich selbst führt, den Leser anregen, bei zentralen Themen Mitdenker zu werden.

Sprachlose versus sprechende Medizin

Scheint es zunächst nicht sinnlos, eine solche Kontroverse überhaupt zu besprechen? Ist es nicht eindeutig, daß wir eine sprechende Medizin brauchen, daß diese die eigentlich menschliche ist? Und doch kann die sprachlose Medizin ein anderes Element in sich tragen, das keinesfalls negativ bewertet werden sollte, das vielleicht sogar höher als das Sprechen zu stellen ist: das Schweigen! Es wird wohl kaum einen Menschen geben, der bei größter Nähe zu einem anderen, besonders auch in der Liebe, niemals die Intensität und Nähe einer Verständigung im Schweigen erlebt hätte.

In einer ahnungslos nüchternen Zeit muß außerdem darauf aufmerksam gemacht werden, daß das Schweigen immer die Verständigungsart im Geistigen ist. Alte Völker haben das regelhaft praktiziert, zum Beispiel die Aborigines in Australien. Heute spricht man von Telepathie, weil man von den geistigen Untergründen nichts mehr versteht.

In der Konkretheit des medizinischen Alltags ist vor diesem Hintergrund die Frage berechtigt, ob beispielsweise der Arzt einem Patienten gegenüber alles aussprechen muß, was er über ihn und sein Kranksein weiß? Und ist nicht ein entscheidender Inhalt der ärztlichen Ethik – wie überhaupt aller medizinischen Berufe – die Schweigepflicht? Wir müssen das Sprachlos-Sein übersetzen in die Kunst des Schweigens, um das Unverzichtbare darin zu entdecken. Im Grunde entspricht das Thema von Sprachlosigkeit und Sprechen der schwierigen, aber immer notwendigen Kontroverse von Distanz und Nähe. Auch hier scheint primär selbstverständlich das Positive in der Nähe zu liegen, und es ist zunächst oft schwer, dem Zeitgenossen die Distanz in ihrer positiven Notwendigkeit verständlich zu machen. Fragt man aber, wie man Distanzlosigkeit, also das Fehlen von Distanz, einschätzt, so wird die Notwendigkeit der Distanz sofort verständlich.

Es gehört zu der großen beruflichen Kunst aller Therapeuten, ihre Arbeit ständig in ein für den einzelnen Patienten natürlich unterschiedliches Gleichgewicht zwischen Nähe und Distanz zu bringen. Diagnostizieren setzt beides voraus: einerseits tiefes Einfühlen in den Patienten aus der Nähe, andererseits die Fähigkeit, Distanz zu schaffen und damit ganz zu sich selbst zu kommen im Beurteilen und Erkennen des Wahrgenommenen. Es ist ein ständiger Pendelschlag, der sich wie in der Atmung zwischen Nähe und Distanz hin- und herbewegt.

Die Gefahr der Sprachlosigkeit liegt darin, daß sie einseitig wird, daß sie das Sprechen dominiert. Wir hätten dann eine Parallele zum Asthma bronchiale, in welchem die Einatmung die Ausatmung dominiert, was die bekannte Symptomatik der Atemnot schafft. Das Sprechen, das im Gespräch kulminiert, wird dann Mitteilung, Information und nicht wirklich Verständigung. Hier erleben wir in der heutigen Medizin das sich daraus bildende Element der Bevormundung, wie wir es gesellschaftlich beispielsweise auch aus der Welt der Medien kennen. Welche Macht hat heute der Journalist, seinen Leser zu manipulieren! Gleiches tut der medizinische Spezialist, wenn er als hoher Sachverständiger dem Laien (Patienten) mit der Haltung gegenüber tritt: »Ich lasse mich herab, Dir Dinge mitzuteilen, die Du natürlich nicht verstehen kannst.« Und so wird dann nicht selten das Mitgeteilte in einer mit Fremdwörtern gespickten Fachsprache bewußt unverständlich gehalten.

Und fragt der Patient dann doch, besonders wenn es um für ihn wichtige Entscheidungen geht – es muß sich dabei noch nicht einmal um Alternativen zu den ärztlichen Vorschlägen handeln –, folgt die Haltung: »Das müssen Sie schon mir überlassen, schließlich bin ich der Fachmann und trage die ganze Verantwortung.« Dann ist es die wissenschaftlich-ärztliche Arroganz, die sich in dieser sprechenden Sprachlosigkeit mitteilt.

Oft ist Sprachlosigkeit aber auch Hilflosigkeit, zum Beispiel auf dem schwierigen Gebiet der Aufklärung eines Patienten, denn dieser ist ja eine ganz eigene Persönlichkeit mit eigener Biographie, steht vielleicht in der sozialen Stellung oder auch in seiner Kultur deutlich über dem Arzt, der dann seinen eigenen Bildungsmangel durch den Patienten erlebt. Und auch Angst spielt eine große Rolle: Angst vor dem Mitzuteilenden, die Unaussprechlichkeit einer Krankheit, vor der sich der Arzt selbst fürchtet. *Was* und *wieviel* von einer schwierigen, vielleicht lebensbedrohlichen oder prognostisch unguten Krankheit kann ich einem anderen Menschen im ersten Schritt mitteilen? Was muß er wissen, was muß ich zunächst besser verschweigen? Ein so zentrales Thema bleibt in der ärztlichen Ausbildung ohne Schulung, oft schon allein deshalb, weil der Lehrende die hierfür notwendige Souveränität selbst nicht besitzt.

Sprachlosigkeit tritt aber auch auf im Unterricht, in Fachvorträgen, zum Beispiel auf Kongressen. Wie klammert sich der Wissenschaftler an seine Diapositive, die er im schlimmsten Falle dem Auditorium vorliest, wobei er offensichtlich unterstellt, daß ihm nur Analphabeten zuhören! In welche Hilflosigkeit können auch bedeutende Spezialisten geraten, wenn unglücklicherweise die Diapositive falsch zusammengeordnet wurden oder der Projektor ausfällt! Es ist keine Karikatur, wenn man davon spricht, daß ein guter wissenschaftlicher Vortrag standardmäßig mit den einleitenden Worten beginnt: »Herr Präsident, meine sehr geehrten Damen und Herren, das erste Diapositiv bitte.« Wo wird noch die Kunst der freien Rede beherrscht, zum Beispiel in der Vorlesung vor Studenten? Dabei können wir doch immer davon ausgehen, daß der Professor oder Dozent wissen sollte, worüber er spricht. Und wäre es nicht eine selbstverständliche Aufgabe, die eigene Begeisterung an seinem Beruf und den mitzuteilenden Inhalten in die Seelen der jungen Zuhörer zu pflanzen? Es ist schon charakteristisch, daß eben Vor*lesungen* gehalten werden, daß etwas schriftlich exakt Ausgearbeitetes in der Regel lieber vorgetragen wird, als sich auf das Risiko der freien Rede einzulassen. Das ist in der Politik allerdings noch weiter verbreitet und geht dort im Extremfall so weit, daß ein Politiker eine Rede vorliest, die ihm ein anderer geschrieben hat.

Die Sprachlosigkeit in ihrer krankhaften Ausgestaltung hat aber noch einen anderen Aspekt: den des Spezialistentums. Auch das ist durchaus eine gesellschaftliche und nicht nur eine medizinische Frage, denn unter den verschiedenen Fachberufen ist Verständigung über die Sprache heute oft gar nicht mehr möglich. Die Sprache individualisiert sich mit der Spezialisierung, und es kann manchmal ein köstliches Erlebnis sein, auf einem Spezial-

kongreß der Immunologie die einzelnen Fachvertreter ihre Erkenntnisse in einer Sprache vortragen zu hören, die von den anderen Spezialisten unter Umständen nur noch partiell verstanden
wird. Ein alter Kliniker und bedeutender Leberspezialist sagte
einmal spöttisch: »Ein medizinischer Wissenschaftler benutzt
lieber die Zahnbürste eines anderen Wissenschaftlers als dessen
Nomenklatur!«

Und endlich gibt es noch eine Sprachlosigkeit, die aus der modernen Entwicklung unserer Zeit in die Medizin hineingekom-
men, aber nicht in ihr oder aus ihr entstanden ist. Damit meine
ich die elektronischen Kommunikationsmittel, insbesondere die
elektronische Datenvermittlung, die meistens unter dem Stich-
wort »Computer« erfaßt wird. Man kann als Arzt gar nicht genug
die Frage an die Öffentlichkeit herantragen, was wohl mit der
Sprache und dem Sprechen durch dieses Kommunikationssystem
werden wird. Man denke allgemein, besonders mit Blick auf die
junge Generation, an das Thema Internet, an die Möglichkeit, an-
onym oder auch direkt mit anderen, unbekannten Empfängern in
Beziehung zu treten oder sogar nur mit sich selbst im Internet zu
kommunizieren. Man denke an die Einführung des PC in den
Arztpraxen. Seither haben mir immer wieder Patienten erzählt,
daß ihr Hausarzt ihnen in der *Sprech*stunde weitgehend den
Rücken zukehrt, Fragen an sie stellt, um die Antworten gleich in
den Computer einzugeben! Man denke an die Vernetzung eines
Krankenhauses, die immer größere Anonymität der einzelnen
Arbeitsbereiche, die immer geringere menschliche Begegnungs-
möglichkeit, der immer ausschließlichere Austausch über den
Bildschirm. Man erlebe auch die Magie, die diese Bildschirme auf
den Menschen ausüben können.

Wir werden uns bewußt machen müssen, daß bei aller Berechtigung der EDV in diesem System jedoch etwas liegt, was ich
nicht anders als »Sprachvernichtungspotential« nennen kann. Ist
man sich jedoch dieser Gefahr bewußt, kann man sie auch leicht
vermeiden oder gar überwinden, was dann aktiv geschehen muß.

Denn daß die EDV auch ihre positiv-unverzichtbaren Seiten für unsere Zeit hat, ist unbestreitbar. Wir sehen also: Die im Schweigen berechtigte Kraft der Sprachlosigkeit kann sich in ihrem Einseitigwerden als pathologisch oder gar gefährlich erweisen.

Gleiches gilt auch für das Sprechen. Die Positivität des Sprechens, die wunderbare Begegnungsmöglichkeit von Menschen in der Sprache, das Sich-mitteilen-Können, den anderen wiederum erfahren können, hat – wie bekannt – Goethe noch über die Wirkung des Lichts gestellt. Wie negativ aber wird dieses Element, wenn es ausufert, wenn über alles geredet wird, wenn es keine Grenze vor dem oder den anderen gibt. In welcher Weise wird heute über Patienten, über abwesende Mitarbeiter oder andere Dritte zum Beispiel in Krankenstationen gesprochen, welche Gespräche finden im Wartezimmer der ärztlichen Praxis statt, welche in Kuranstalten und so weiter. Es ist ja fast eine Olympiade des »schneller, weiter, höher«, wenn über Krankheiten gesprochen wird, die man hat oder vermeintlich haben könnte. Wie sehr ist bei uns die Kritiksucht perfektioniert, uns über Schwächen anderer zu ereifern, die eigenen aber immer mit dem Mantel der Großzügigkeit zu überdecken. Und in welcher Weise wird heute dieses »Sprechen über alles« durch die Welt der Medien geschürt, in der alle Fragen um Gesundheit und Krankheit breiten Raum erhalten und überdurchschnittliches Leser-, Hörer- und Zuschauerinteresse finden. Es ist dabei selten das Ziel, Urteilsfähigkeit zu fördern. Vielmehr wird das Sensationelle, das Spektakuläre, das Entsetzliche vermittelt, das uns dann zu Voyeuren macht. Welch immer größeres Interesse finden beispielsweise Fernsehserien mit medizinischen Inhalten. Diese Entwicklung kann als eine Perversion des Sprechens bezeichnet werden. Eine Pathologie des Sprechens kann aber auch in der Art gesehen werden, mit der zum Beispiel zu einem Patienten gesprochen wird.

Mit welcher Kälte, ja manchmal Brutalität wird einem Patienten zwischen Tür und Angel mitgeteilt: »Übrigens haben die Untersuchungen nun doch Krebs ergeben, wahrscheinlich schon im fortgeschrittenen Stadium«, und dann wird der Patient erst einmal allein gelassen. Wie despektierlich werden ältere Menschen als »Oma« und »Opa« angesprochen, obwohl sie solche Nähe nicht wünschen. Wie man weiß, sind dies nicht ausgedachte, weit von der Wirklichkeit entfernte Aussagen, sondern tägliche Realität.

Wie kann man schließlich Krankheiten erleben, in denen ein nicht enden wollendes Sprechen-Müssen geradezu charakteristisch ist (die sogenannte Logorrhoe). Gerade – und wiederum erstaunlicherweise – bei Asthmatikern findet man diese Art des Sprechens recht häufig, bei der einem selbst als Zuhörer die Luft wegbleibt, wo man gar nicht weiß, wann der Sprechende wieder Luft holt und wie er überhaupt Luft zum Sprechen bekommt. Wir sehen also: So wunderbar im menschlichen Zusammenleben das Element der Sprache ist, so pathologisch kann Sprechen auch sein, wenn es einseitig übergewichtig wird.

Letztlich bleibt noch festzustellen, wie oberflächlich das Sprechen heute praktiziert wird. Welche Banalitäten werden ausgetauscht, welche Worthülsen benutzt, um mit vielen Worten keinen Inhalt auszusprechen! Was für mich als Medizinstudent an den Psychiatrie-Vorlesungen so eindrucksvoll war, nämlich wie dort in freier Rede mit wirklich schöner Sprache nichts gesagt wurde, ist heute ein allgemeines gesellschaftliches Thema geworden. Am stärksten bekommen wir das wiederum in der Politik zu spüren. Aber auch bei dem Spitzenmanager der Wirtschaft, dem Vorstandssprecher einer großen Bank oder Versicherung erleben wir selten den Menschen, der uns vor dem Hintergrund einer menschlichen Teilnahme anspricht.

Conclusio: Die Medizin braucht gleichermaßen Schweigen (Sprachlosigkeit) und Sprechen. Beides ist Gespräch, das eine nach innen, das andere nach außen gerichtet. Das eine geistig, das andere physisch orientiert. Wie Ein- und Ausatmung erst die Atmung sind, so bilden Schweigen *und* Sprechen erst das Gespräch. Wir treffen in der Sprache ein Element des Menschen, in dem sich unmittelbar seine Person, sein Ich Ausdruck verschafft. Sprache ist Ich-Begegnung, ist Kommunikation, im tieferen Sinn sogar Kommunion. Sprache stammt aus dem Logos, dem Wort, von dem es im Prolog des Johannes-Evangeliums heißt, daß es im Urbeginne war und bei Gott. So könnten wir entdecken, daß auch das Gespräch in der Medizin jener Sphäre entstammt. Deshalb lehrte Asklepios auch seinem Schüler Hippokrates als Grundgesetz aller Therapie: »Zuerst das Wort, dann die Pflanze, zuletzt das Messer.«

Kollektive versus individuelle Norm

Die Frage nach einer Norm des Menschen in der Medizin wird ein zentrales Thema ihrer Zukunft sein. Bleibt es bei der Dominanz einer Norm, die von Kollektiven abgeleitet und auf den einzelnen angewandt wird, oder finden sich Gesichtspunkte, die »Norm des Individidiums« wahr- und ernstzunehmen? Zur Zeit wird eindeutig und einseitig die Norm aus dem Kollektiv abgeleitet, und der Normalwert ist das Ergebnis mathematischer Verteilungskurven und daraus gebildeter Mittelwerte. Es gibt zwar noch keine DIN-Norm in der Medizin, aber mit der in den letzten Jahren immer stärker propagierten Zertifizierung ist es nur eine Frage der Zeit, wann man vergleichbare Norm-Quantifizierungen schafft. Jeder gesunde Mensch hat in seinem Blut Cholesterin, aber die große Mehrzahl der Menschen der westlichen Welt hat Werte zwischen 180 und 240 mg/dl, und dieser Bereich wird als Norm gesetzt. Liegt man unterhalb oder oberhalb von ihr, ist der Befund anormal oder – wie es in der Medizin heißt – pathologisch. Das gleiche gilt für zahllose andere meß- oder wägbare Befunde. Ob Blutzucker, Insulin, Kortison oder der Blutdruck: Immer werden Grenzbereiche gebildet, die die Norm bezeichnen, und alles, was außerhalb davon liegt, ist ein pathologischer Befund. Interessant dabei ist, daß die meisten solcher Befunde im Tagesverlauf erheblich schwanken, ohne daß darauf grundsätzlich Bezug genommen wird. Kein verantwortlicher Arzt wird einen einmal gemessenen Blutzuckerwert zur Grundlage einer Diagnose machen, erst recht nicht, wenn er nüchtern gemessen wurde. Das Tagesprofil, ein im zeitlichen Abstand von exakt zwei Stunden nach einer Mahlzeit gemessener (postprandialer) Blutzucker, dessen Korrelation mit der Menge einer Zuckerausscheidung im Harn – erst eine solcherart gewonnene Synopsis gibt den Einblick in ein subtil reguliertes Stoffwechselsystem, das wir den Blutzucker nennen. Man glaube nicht, daß wir den immer gleichen Wert für die Blutfette Cholesterin und Triglyceride bekommen, wenn wir sie zu unterschiedlichen Tageszeiten oder in Abhängigkeit vom Essen messen. Kortisol ist morgens hoch, in der Nacht extrem niedrig; ähnliche Schwankungen kennen wir vom Eisengehalt des Blutes, den weißen Blutkörperchen oder dem Blutdruck. Jede Verabsolutierung eines Meßwerts ist in der Medizin unwissenschaftlich, und doch wird tagtäglich nach dieser Prämisse gehandelt.

Auch steht es heute außer Zweifel, daß persönliche, vor allem seelische Einflüsse solche Befunde unmittelbar beeinflussen können. Am besten ist dieses durch die Psycho-Neuro-Immunologie untersucht und nachgewiesen worden.

Und natürlich spielen auch vielfältige exogene Ursachen eine Rolle, beispielsweise die Ernährung. Im Laufe der Zeit können Normen dann auch willkürlich verändert werden, etwa mit der Absicht, bestimmte Therapiemöglichkeiten so auszunutzen, daß auch der wirtschaftliche Nutzen effizient wird. Das war beispielsweise nach der Entwicklung der modernen Lipidsenker der Fall, als die Norm für das Cholesterin im Blut auf maximal 200 mg / dl beim Erwachsenen unabhängig vom Alter gesenkt wurde. Bei einer solchen Norm steigt die Zahl der unbedingt zu behandelnden Menschen exponentiell! Es gibt natürlich auch Bereiche, in denen die Medizin mit ihrer Normvorstellung Schwierigkeiten bekommt. Wo beispielsweise soll die Körpergröße normal beginnen und pathologisch enden? Ist ein 198 Zentimeter großer Mensch anormal? Ist es normal, bestimmte Dinge zu essen und andere nicht zu mögen? Oder regelmäßig oder unregelmäßig zu essen?

Dieses Setzen von Normen in der Medizin hat aber nicht nur diagnostische Bedeutung, sondern auch therapeutische Konsequenzen. Am Beispiel des Cholesterins und der Lipidsenker wurde das schon gezeigt. Es geht aber viel weiter. Heute wird vorwiegend eine befundorientierte Therapie betrieben, denn viele Behandlungen erfolgen, obwohl der Betroffene gar keine Symptomatik erlebt. Man kann deshalb auch nicht mehr von einer symptomatischen oder symptomorientierten Therapie sprechen, obwohl es diese natürlich auch gibt.

Das ideale Ziel einer Therapie unter diesen Gesichtspunkten ist letztlich ein Therapie-Schema, das wohl am stärksten in der Onkologie, das heißt der Behandlung von Tumorerkrankungen entwickelt worden ist. Wissenschaftlich sicher gestützte Behandlungskonzeptionen beziehen sich bei einer bestimmten Arzneidosis auf das Körpergewicht oder die Körperoberfläche als sogenannte objektive Meßgrößen. Die Persönlichkeit des Patienten ist dabei uninteressant. Die Erkenntnis der optimalen Therapie wird deshalb wieder im Kollektiv ermittelt, am besten doppel-blind und in einer streng geordneten Zufallsverteilung (Randomisation). Spötter haben daher formuliert: »Die Ärzte glauben immer dann besonders viel zu sehen, wenn sie doppel-blind vorgehen.« Dabei ist es offenkundig, daß eine auf diesen Wegen gewonnene Therapie mit Sicherheit für den einzelnen Menschen keine Zuverlässigkeit schafft. Das soll am Beispiel der Behandlung von solchen Magengeschwüren gezeigt werden, bei denen nicht der Helicobacter-Bazillus Ursache ist.

Jahrzehntelang hat die Forschung gezeigt, daß 30–40 % dieser Geschwüre durch ein Placebo ausheilen können. Aus früheren Untersuchungen wissen wir, daß weitere zwanzig Prozent durch einfache säurebindende Arzneimittel (Antazida) abheilen. Durch die Entwicklung der modernen Säurehemmer, die in die Magensäurebildung an Schlüsselstellen ihrer Bildung eingreifen und somit dafür sorgen, daß Säure gar nicht erst entstehen kann, wurde die Heilungsquote auf 90 % gesteigert. Die letzten zehn Prozent wurden dann mit chirurgischen Maßnahmen behandelt. Aus diesen wissenschaftlich eindeutigen Ergebnissen wurde aber dem praktizierenden Arzt keine Anweisung mitgegeben, welcher Patient auf die Placebotherapie, welcher auf säurebindende Arzneimittel und welcher auf die modernen Säurehemmer anspricht. Das heißt aber, daß es dem Einfallsreichtum des behandelnden Arztes überlassen bleibt, wen er wie behandelt. Oder sollte er würfeln? Letztlich bekommt der Patient meistens die letzte (und teuerste) Stufe der Therapie, weil dann die Trefferquote am höchsten ist, auch wenn er sie eigentlich nicht bräuchte. Wie schon Illich sagte: »Jede einzelne Behandlung eines Menschen ist in der Medizin ein erneutes Experiment.«[21] Warum aber macht man dann so viele, großen Aufwand erfordernde und teure Untersuchungen an großen Kollektiven?

Dahinter verbirgt sich in hohem Maße die Ignoranz gegenüber der Individualität des Menschen. Man möchte ihn uniform wie eine Konfektionsware sehen. Im nächsten Kapitel wird noch zu zeigen sein, wie sehr der Wunsch nach entsprechender Manipulation des Menschen seit Jahrzehnten existiert, um die durch die jeweilige Individualität für den Arzt enstehende Problematik zu vereinfachen. Das heißt, der der Medizin und ihrer Normvorstellung entsprechende uniforme oder eben »normale« Mensch müßte geklont werden.

Gehen wir aber auf die andere Seite unseres dialogischen Themas, dann wird sofort die Überzeugung laut, eine individuelle Norm gäbe es nicht, könne es gar nicht geben; wie überhaupt solle man denn eine solche bestimmen? Entscheidet jeweils die Individualität selbst, was ihr an ihr normal erscheint? Welche Instanzen könnten das tun? Wird dann alles zur Willkür in der Medizin, worauf kann sich diese dann überhaupt noch stützen? Und wo bleibt vor allem die Wissenschaftlichkeit?

Blicken wir in das erste Drittel des Jahrhunderts, so gab es das Prinzip Hausarzt, der als der eigentliche Arzt angesehen wurde – der Alles-Könner. Für ihn war wichtig, die von ihm betreuten Menschen auch in ihrem Alltagsleben zu kennen, in ihrem Gesundsein, in ihrer jeweiligen Entwicklung, körperlich wie biographisch. So konnte er frühzeitig Veränderungen bemerken, die als Vorstadien oder als Entwicklung eines Krankseins möglich schienen und deren Ursache er ergründen mußte. Das erforderte natürlich ein tieferes Hineinschauen in den anderen Menschen, die echte Fähigkeit zur Diagnosestellung. Alle Befunde, die er nicht selbst am Patienten erhoben hatte, sondern durch Labor, Röntgen oder EKG und ähnliches, waren für diesen Hausarzt nur Hilfsmittel, aber nicht wesentlicher Bestandteil an seiner Diagnosefindung. Daß dabei ein außerordentlich geschultes Beobachtungs- und daraus entwickeltes Urteilsvermögen notwendige Voraussetzung waren, ist leicht einzusehen. Vor allem mußten die Ärzte wirklich das Allgemeine kennen, um das Besondere erkennen zu können. Goethe hat mit Blick auf die Pflanzenwelt dieses Allgemeine den »Typus« genannt. Dieser existiert für alle Naturreiche, ob Mineral, Pflanze oder Tier.

Ein Kupferchlorid hat eine typische Kristallform, der Botaniker erkennt eine Arnikapflanze an typischen Merkmalen, ebenso der Zoologe die Art bei den Tieren. Und dennoch faßte Goethe einen weiteren wesentlichen Begriff in der Metamorphose, durch die sich der Typus individualisiert. Diese Fähigkeit zur Metamorphose nannte Schiller den Spiel- oder Gestaltungstrieb. In der Natur entstamme dieser dem Schöpferwesen, im Menschen der Individualität, das heißt seinem Ich. Ist es nicht immer wieder staunenswert, wie sich bei Geschwistern aus gleicher Erbstruktur der Eltern (Typus) eine außerordentliche Vielfalt in dennoch erhaltener Ähnlichkeit gestaltet?

Conclusio: In der Medizin sollte zukünftig nicht mehr nach Normen beim Menschen gesucht, sondern der Typus beschrieben werden. Die Norm mag sich für technisch-mechanische Dinge eignen, nicht aber der Natur oder dem Menschen selbst entsprechen. Seine Wirklichkeit pendelt ständig zwischen Typus (Art) und Individualität. Letztere gestaltet spielerisch, vielleicht auch mit einem inneren Plan und damit gesetzmäßig den eigenen Organismus, die Gestalt. Die Psychologie spricht hier von Selbst-Verwirklichung. Ich erlebte jüngst das Beispiel einer in diesem Sinne ärztlich-wissenschaftlichen Haltung, als ich eine Patientin wegen ihres sehr stark erhöhten Cholesterins zu einem Spezialisten an unserer Universtitätsklinik schickte. Nach gründlicher Untersuchung empfahl dieser keine medikamentöse Behandlung, da offensichtlich in der gesamten Familienanamnese alle nahen Angehörigen hohe Cholesterinwerte hatten, überwiegend ein hohes Alter erreichten, die Patientin keinerlei sonstige Risikofaktoren für eine Arteriosklerose oder koronare Herzkrankheit hatte, nicht rauchte, viel Sport trieb und sich normal ernährte. Hier stellte der Spezialist trotz eines weit von der Norm abweichenden Befundes die individuelle Bedingung über die Norm.

Nicht der Zwang zu einer fiktiven Norm, sondern das tiefe Interesse an der individuell gezeugten Metamorphose des Typus Mensch muß Thema der zukünftigen Medizin sein. Das bedeutet, die Individualität zu entdecken, eine ihr gemäße Erkenntnisart zu entwickeln und vor allem ihre Lebens-Intention, ihr Ziel so wahrzunehmen, daß sie Förderung und nicht Hemmung erfährt.

Manipulation versus Entwicklung

Entwicklung oder Evolution ist ein Thema des 20. Jahrhunderts, das im 19. aus naturwissenschaftlicher Sicht maßgeblich von Ernst Haeckel und Charles Darwin geprägt und im ersten Drittel des 20. dann beispielhaft von Rudolf Steiner und Teilhard de Chardin mit speziellem Bezug auf den Menschen aus abendländischer Sicht fortgesetzt wurde. Ebenso ist Entwicklung ein

Grundthema der Pädagogik und eigentlich auch der Medizin. Was wird nicht alles unternommen, damit ein Neugeborenes, ein Kind sich gesund entwickelt. Welche umfassende Wissenschaft widmet sich heute der ersten Phase der Menschenentwicklung in der Embryologie. Welch intensive Zuwendung erfahren die Menschen in den ersten Wochen nach der Geburt in der Medizin durch die Neonatologie.

Entwicklung darf aber nicht als zwingendes, zwanghaftes Gesetz verstanden werden, nicht als die unerbittliche Festlegung durch das Genom, sondern als ein zunehmend sich in Freiheit vollziehender Vorgang. Wir sagen »sich entwickeln«, und darin liegt das Persönliche, das Intentionale. Es gibt so gesehen nicht nur die persönliche, individuelle Entwicklung, sondern auch die gesellschaftlichen und schließlich menschheitlichen Entwicklungen. Und es treten in jeder Entwicklung Widerstände auf, Hinderungen. Sie erfordern Umwege, führen in Irrtümer. Als ein solcher Widerstand kann zum Beispiel Krankheit verstanden werden: Widerstand, an dem die Kräfte wachsen, Widerstand, in dessen Überwindung wir uns verändern können.

Entwicklung heißt daher immer auch Veränderung oder mit einem tiefsinnigeren Wort: *Wandlung.* In der Medizin hat sich früher mit diesem Phänomen die Kunst der Prognose, der Voraussage des Verlaufs einer Erkrankung verbunden. Wir werden aber Entwicklung nur dann in ihrer eigentlichen Bedeutung verstehen, wenn sie *zielgerichtet* aufgefaßt wird. Die Denkmöglichkeit muß in uns erwachen, daß jedem Menschenleben ein ganz bestimmter Lebensplan zugrunde liegt, vorbereitet und mitgestaltet von der Individualität, gerichtet auf das Ziel der Vervollkommnung. Der amerikanische Psycho-Onkologe Lawrence LeShan spricht hier von der Lebensmelodie, die im Lebensweg eines jeden Menschen verwoben ist.[22]

Dieses Ziel anzustreben und es zu erreichen erfordert immer den Weg! Wieviel mythologische Erzählungen – zum Beispiel die Parzival-Sage oder auch moderne Mythologie wie *Der Herr der*

Ringe von Tolkin – haben diesen Weg geschildert, der von einem Ziel bestimmt wird. Die Frage, warum in der Medizin der Evolutionsgedanke heute eine so marginale Rolle spielt, beantwortet sich wahrscheinlich dahingehend, daß sie kein Ziel für den Menschen weiß. Wohin sollte sich im Sinne einer streng naturwissenschaftlich definierten und dadurch auf die Stoffwelt reduzierten Medizin ein Mensch denn auch entwickeln? Ist das Ziel der ewig gesunde Mensch, dauerndes Wohlbefinden, Abwesenheit aller Leiden, das Vorhandensein aller erdenkbaren materiellen Güter, gar ewiges Leben, oder – wenn letzteres Illusion bleibt – wenigstens ein garantiert leichter Tod? Da die Medizin ein wirkliches Ziel des Menschen nicht kennt, ist ihr auch ein entsprechender Weg unbekannt. So tritt an diese Stelle wieder das Experiment und wird so zur Manipulation.

Der Mensch ist heute ein großes Experimentierfeld, und eines der brisantesten Themen ist sicher das der Genetik und ihrer willkürlichen Beeinflussung oder Manipulation. Doch zeigt sich die Situation auch schon in ganz anderen, scheinbar viel einfacheren oder auch selbstverständlicheren Vorgängen. Nehmen wir das Beispiel der Impfungen im Kindesalter, die schon Programm sind, nehmen wir das Experiment Organtransplantation mit im Einzelfall nie voraussagbarem Ausgang, den für die Durchführung einer Organtransplantation extra definierten Hirntod, und denken wir an viele, viele moderne Therapiekonzepte.

Für letztere sind Beispiele in den vergangenen Jahrzehnten Legion, bei denen Menschen mit dem durchaus kalkulierten Anteil unerwünschter Wirkungen so behandelt wurden, daß das damalige Vorgehen heute als falsch, eventuell sogar als obsolet bezeichnet werden muß. Man denke an das Verdikt der totalen, radikalen Brustamputation beim Brustkrebs der Frau, man denke an die Idee einer dauernden medikamentösen Blutverdünnung (Antikoagulation) bei koronarer Herzkrankheit oder an die Contergan-Katastrophe.

Doch die wirklich dramatische Seite dieser manipulativen Medizin liegt heute in der Genetik und aller damit verbundenen Forschung und den längst begonnenen Experimenten. Es kann erstaunen, daß bereits 1964 das Büchlein *Die Menschenmacher* von Richard Kaufmann erschien [23], in welchem dieser die Ergebnisse eines Symposiums namhafter Gelehrter und Nobelpreisträger darstellt, welches im November 1962 auf Einladung der Ciba Foundation in London stattfand und das sich mit der Menschheit und ihrer Zukunft aus der Sicht der Wissenschaft beschäftigte. Schon das Vorwort signalisiert mit entlarvender Offenheit die eingeschlagene Richtung: »Dieses Buch handelt von wissenschaftlichen Plänen, die menschliche Rasse durch bestimmte Eingriffe zu ändern: In ihrem Aussehen, ihrem Charakter, ihrer Gehirnmasse – nicht hier und da einen einzelnen Menschen, sondern ganze Gruppen, bei denen diese Veränderung konstant bleibt und sich auf die Nachkommen vererbt. Es enthält keine utopischen Zukunftsbilder, sondern berichtet von konkreten Vorschlägen, die nach allem, was wir heute wissen, spätestens in zehn oder zwanzig Jahren durchführbar sind. Auch wurden sie nicht von anonymen Phantasten gemacht, sondern von Nobelpreisträgern, Inhabern von Lehrstühlen mit internationalem Ruf, namhaften Gelehrten. [...] Die moderne Wissenschaft ist ein Apparat, den der Nicht-Wissenschaftler oder Laie nur schwer durchschaut. Sie ist eine der mächtigsten Einrichtungen, international wie die Katholische Kirche oder die Kommunistische Partei, und auch ebenso angesehen. Ihr Glaubensbekenntnis lautet, daß sie keinem anderen Zweck als der reinen Forschung und Lehre diene, daher von politischen und anderen Ideologien niemals erreicht werden könne, und daß in ihr nur gilt, was beweisbar ist. [...] Keiner dieser Experten übt, für sich genommen, eine bedeutende politische Macht aus; zusammen genommen aber bilden sie die mächtigste Bruderschaft der Welt.«[24]

Die zehn bis zwanzig Jahre, die Kaufmann anspricht, haben sich nicht realisiert, noch stehen wir nicht an dem Punkt, der damals zu befürchten war. Aber es ist schon beachtlich, mit welcher

Direktheit die großen Naturwissenschaftler dieser Jahre die Notwendigkeit aussprachen, den Menschen in seiner Erbmasse zu verändern, ohne daß sich damals ein Proteststurm oder zumindest eine relevante Diskussion erhoben hätte. Es ist wohl das generelle Problem solcher alles Leben verändernder Wissenschaft, daß sie so lange unbemerkt im Kreis der exklusiven Spezialisten verläuft, daß die Öffentlichkeit erst davon erfährt, wenn fertige Ergebnisse vorliegen, die dann nicht mehr umkehrbar sind. Das geklonte Schaf Dolly ist nur *ein* Beispiel für das hier Gemeinte.

Im 20. Jahrhundert gibt es als ein der Genforschung vergleichbares Thema nur die Entwicklung der Kernenergie, die schließlich zur Atombombe und der jahrzehntelangen Bedrohung der ganzen Menschheit führte. Es gibt jedoch ernstzunehmende Forscher, die in der Genforschung eine noch weitaus größere Bedrohung sehen, als es die Atombombe je gewesen ist. Man schaue doch einmal auf die Vorstellungen und Hintergründe, die solche Veränderungen ins Auge fassen.

Da steht im Mittelpunkt wieder der uniforme Mensch, der intelligente, zufriedene, friedliche Einheitsmensch. Es gibt in der Medizin selbst die Idee, den Menschen genetisch so zu formieren, daß er effektiver auf die modernen Arzneimittel anspricht, weil diese im Durchschnitt bisher nur bei dreißig bis höchstens siebzig Prozent aller Menschen wirksam sind. Da gibt es auch eine schon weit fortgeschrittene Forschung, beispielsweise Organe vom Schwein genetisch so zu beeinflussen, daß sie bei Transplantation auf den Menschen keine so heftigen Abstoßreaktionen mehr bewirken, wie das heute noch der Fall ist. Natürlich möchte man auf diese Weise auch den Erbkrankheiten den Garaus machen, will jede Möglichkeit von Mißbildung oder Behinderung schon im Vorfeld der Menschenentwicklung verhindern.

Extreme Entwicklungen mit großer Auswirkung auf den Menschen haben sich bereits für die Landwirtschaft ergeben, weil unglaublich viel Kapital investiert wird, um vollständig schädlingsresistente Pflanzen zu züchten, die zugleich genetisch so verändert werden, daß sie keinen vermehrungsfähigen Samen mehr bilden. So muß das zukünftige Saatgut von Jahr zu Jahr immer neu von dem gleichen Konzern (!) angekauft werden. Welche Auswirkungen das beispielsweise auf die Natur hat, ist überhaupt nicht zu überblicken. Doch auch Genetiker warnen vor unübersehbaren Katastrophen in der Natur, die in ihrem Ausmaß kaum ausdenkbar sind.

Und der Arzt oder die medizinische Wissenschaft müßte doch sofort die Frage stellen, was eine solche manipulierte Ernährung dann im Menschen bewirkt. Daß heute schon viele Arzneimittel gentechnisch hergestellt werden, ist fast Selbstverständlichkeit geworden, doch kennen wir deren Langzeit-Auswirkungen? Unzählige Wissenschaftler sind weltweit mit der Entschlüsselung des menschlichen Genoms beschäftigt. Man spricht von 70000 bis 100000 Genen, die ein Mensch hat, zeichnet Gen-Landkarten, entschlüsselt die unterschiedlichsten Eiweißfrequenzen des genetischen Materials und führt genetische Operationen durch, indem bestimmte Sequenzen herausgeschnitten und durch andere, synthetisierte ersetzt werden.

Man verdrängt dabei das Wissen, daß man sich hier auf ein gänzlich unbekanntes Terrain begibt. Jeder Mensch hat ein eigenständiges Genom, denn durch die große Zahl von sogenannten Gen-Varianten, den Allelen, bilden sich im Leben eines Individuums ständig Mutationen, die zufällig-individuell und spezifisch genannt werden. Bei Pflanzen ist die Wahrscheinlichkeit, »operativ« andere Gene einzuschleusen und damit ein positives Ergebnis zu erzielen, ungefähr 0,01 %. Bei 10000 Experimenten gelingt also nur eines! Wie können solche Experimente überhaupt verantwortet werden? Und darf man so auch mit Menschen experimentieren? Einmal mehr liegt über dieser Forschung das schwere Wort: »Denn sie wissen nicht, was sie tun.«

Die experimentelle Medizin kann nicht einen Freiraum für ihr Handeln beanspruchen, der die Menschheit durch andere Naturwissenschaften, speziell durch die Kernphysik, in größte Not getrieben hat. Die Manipulation von Natur und Mensch, der Eingriff in eine Schöpfungswelt von höchster Weisheit, darf nicht durch den Wissensdrang, die Experimentierfreudigkeit, die persönliche Geltungssucht oder gar eine kaum verhüllte Machtgier gerechtfertigt und von uns allen duldend, wegschauend oder schweigend hingenommen werden. Wir müssen fordern, daß erst dann etwas getan werden darf, wenn in allen Einzelheiten und mit allen Konsequenzen gewußt wird, was durch das Experiment oder die Manipulation entsteht. Daß hier von dem Wissenschaftler in seinem großen Forschungsdrang erwartet werden darf, daß er Versuche mit noch ungewissem Ausgang an sich selbst vollzieht, wozu natürlich Mut gehört, muß selbstverständlich werden. Erinnert sei an Professor Werner Forßmann, der durch zahlreiche Selbstversuche die Grundlagen schuf, daß heute die Herzkatheteruntersuchungen zur täglich durchgeführten Diagnostik in der Medizin gehören. Der hierfür verliehene Nobelpreis ist eine in besonderem Maße gerechtfertigte Auszeichnung gewesen.

Im Grunde genommen müssen wir uns klarwerden, daß bei der heute vorherrschenden Methode jede verordnete Therapie ein Experiment mit ungewissem Ausgang ist. Wir können jeweils nur eine prozentuale Wahrscheinlichkeit angeben, mit der es gelingt. Wie anders verfährt da die klassische Homöopathie. Durch sorgfältiges und langwieriges Aufsuchen des individuell passenden Arzneimittelbildes trifft dann das homöopathische Medikament die Krankheit exakt, es paßt wie der Schlüssel zum Schloß. Wie wesentlich wird wieder die hohe Kunst der Prognosestellung, durch die der Arzt seinem Patienten mit Zuverlässigkeit voraussagen kann, was durch die Therapie geschehen wird, wie sich die Krankheit verändern, wie sie überwunden werden wird.

Der moderne Forscher hat die hier angesprochenen Bedenken in der Regel nicht. Er glaubt, sein Vorgehen zu kennen, er weiß *sein* Ziel. Doch hat die Entwicklung der Medizin im 20. Jahrhundert immer wieder gezeigt, daß wesentliche Entdeckungen aus Experimenten stammen, die eine völlig andere Zielvorstellung hatten. Das zufällig positive Ergebnis wird dann als Erfolg der Wissenschaft gefeiert. Ein berühmtes Beispiel hierfür ist die Entdeckung des Penicillins, welche die Medizin revolutionierte, weil die gefürchteten bakteriellen Infektionskrankheiten behandelbar wurden. Alexander Fleming ärgerte sich eines Morgens im Jahre 1928 über verdorbene Bakterienkulturen. Ein Schimmelpilz (Penicillium) als Verunreinigung hatte sie alle überwuchert. Er konnte sie nur noch wegwerfen. Aus dem Ärger wurde Nachdenklichkeit. Der Pilz hatte alle Bakterien verdrängt! Ließe sich daraus nicht eine Therapie bakterieller Erkrankungen entwickeln? Diese Überlegungen waren die Geburtsstunde des Penicillins und aller davon abgeleiteten Antibiotika. Fleming erhielt den Nobelpreis für Medizin und wurde vom englischen König geadelt. Es war kein Ergebnis systematischer Forschung, und keine zündende Idee war dieser Entdeckung vorausgegangen. Es war schlicht ein Zufall, der dieses bedeutende Kapitel der modernen Medizin aufschlug – und auch das menschliche Denken, welches die Beobachtung so »nachdachte«, daß das geschilderte Ergebnis folgte.

Dramatischer und ebenso ungewollt verlief die Entdeckung der oralen Antidiabetika, bestimmter blutzuckersenkender Stoffe, welche die Behandlung der Zuckerkrankheit (Diabetes mellitus) bahnbrechend veränderten. In einer großen Berliner Kinderklinik wurde ein neues Sulfonamid getestet, mit dem bestimmte Infektionen besser behandelbar werden sollten. Solche »Chemotherapeutika« waren die Alternative zu Antibiotika und schon vor diesen durch Professor Gerhard Domagk entwickelt worden. Auch er erhielt dafür den Nobelpreis. Beim Experiment mit dem neuen Sulfonamid traten bei den meisten der behandelten Kinder schwere Schockzustände auf, etliche starben. Sofort wurde das Experiment abgebrochen, man dachte an unerwünschte allergische oder toxische Wirkungen und wollte die neue Substanz verwerfen. Ein junger Assistenzarzt, dem diese Dramatik keine

Ruhe ließ, nahm das Versuchspräparat selbst ein und erlebte nun alle Symptome, die er als typische Zeichen einer Unterzuckerung (Hypoglykämie) kennengelernt hatte. So stieß man auf die besondere Wirkung dieses Sulfonamids, aus dem die erste Generation der oralen Antidiabetika, die Sulfonylharnstoffe, entwickelt wurden.

Was heute als die großen Erfolge der Medizin gefeiert wird, worauf diese ihre wissenschaftliche Legitimation stützt, sind in Wirklichkeit also oft Zufallsentdeckungen gewesen. Und der exakt beobachtende, den Selbstversuch nicht scheuende Forscher hat dabei die entscheidende Rolle gespielt, nicht ein »doppelblinder« Versuch.

Schon wegen der unglaublichen Kapazität der Genforschung ist es unmöglich, sie zurückzurufen oder gar einzustellen. Was jetzt erforderlich ist und in kürzester Zeit geschehen muß, ist: die ethischen Voraussetzungen zu schaffen, die absolut verbindlich diese Forschung so begrenzen, daß der Artikel 1 unseres Grundgesetzes auch hier voll wirksam wird: »Die Würde des Menschen ist unantastbar.« Das setzt aber nicht nur das Wissen voraus, was Menschenwürde ist, sondern auch ein völlig anderes Menschenbild, als es heute in der Medizin lebt. Wobei ja deutlich ist, daß ein wirkliches *Bild* vom Menschen (gar künstlerischen Ursprungs) nicht existieren kann, da aus der unendlichen Spezialisierung bestenfalls so etwas wie ein »Puzzle Mensch« als scheinbare Ganzheit entstehen könnte.

Die Entwicklung des Menschen braucht durchaus Anregung, Förderung und auch Hilfestellung von außen, braucht den Lehrer, den Meister, den Arzt. Aber diese Helfer müssen zum einen die Fähigkeit haben, das Entwicklungsziel einer solchen Individualität zu erkennen und sie in Freiheit auf dieses Ziel hin zu fördern (Diagnose), und sie brauchen zum anderen eine hohe moralisch-persönliche Einstellung, um ihre Hilfe selbstlos und letztlich auch ohne Anspruch auf materiellen Gewinn zu »schenken« (Therapie).

Genau an dieser Stelle wird der Leser möglicherweise zurückschrecken und mit Blick auf die heutige Gesellschaftssituation denken: Das ist doch reine Utopie! Später wird zu dieser Frage mit Blick auf eine zukünftige Entwicklung und auf die Forderungen an die Zukunft der Medizin noch mehr gesagt werden können (s. S. 117). Hier soll nur die Frage aufgeworfen werden, in wessen Dienst sich der einzelne als Helfer von Entwicklung stellt.

Als Ärzte noch den Hippokratischen Eid sprachen, da schworen sie, ihr Handeln in den Dienst von Apollon zu stellen, im weiteren von Asklepios, Sohn des Apollon und schließlich dessen beiden heilenden Töchtern, der Hygieia, Göttin der Gesundheit, und von Panakeia, Göttin der Krankenversorgung und der Heilmittel. Gibt es noch eine vergleichbare Instanz über uns Menschen, der sich eine moderne Genforschung oder Medizin verpflichtet fühlen könnte? Oder sind es tatsächlich vor allem die Elemente Ruhm, Macht und Gewinnstreben, die alles Handeln impulsieren und rechtfertigen werden?

Solche Fragen finden sich deutlich formuliert in einem Essay von Jürgen Neffs: »Das Jahr 2000 im christlich-abendländischen Kalender markiert einen neuartigen Wendepunkt in der Geschichte der Menschheit. Mit der gentechnischen Revolution rüttelt sie an den Grundlagen ihrer eigenen Existenz. Diese Umwälzung zielt auf eine Welt der geklonten Pflanzen, Tiere und irgendwann gewiß auch Menschen, eine Welt der künstlichen Fortpflanzung, der perfekten Wunschkinder und ›gläsernen Bürger‹ mit kontrollierten manipulierten Erbanlagen, wo schließlich nichts dem Zufall überlassen bleibt [...] Das Faustische des Fortschritts ist kaum jemals so deutlich hervorgetreten wie beim *Human-Genome-Project*, dem globalen Forschungsmarathon zur Entschlüsselung des gesamten menschlichen Erbgutes. [...] In den High-Tech-Kathedralen des Genom-Projekts bieten sich heute schon faszinierende wie erschütternde Einblicke in den Status quo der Spezies.

Menschen als Diener von Maschinen sehen zu, wie Roboter und

Analyseautomaten das Erbgut des Menschen entziffern. Eine Handvoll von Fachkräften für wissenschaftliche Sklavenarbeit reichen an der vordersten Front genetischer Forschung aus, täglich abertausende von ›Buchstaben‹ der Erbsubstanz zu lesen. Arme von Stahl greifen nach Plättchen für Proben oder verfrachten Schalen mit Nährböden für Bakterien und Viren in Brutkästen; aus Mikropipetten tröpfeln winzige Mengen von Lösungen mit unsichtbaren Schnipseln menschlicher Erbsubstanz; spezielle Gele trennen die Genom-Stücke im elektrischen Feld auf; Scanner und Computer werten die gewonnenen Daten aus. [...] Den Sinnen bleibt der Blick auf Tabellen, Zahlenkolonnen und schier endlose Buchstabenfolgen nach dem Muster AGCATGAACCGTT. [...] als Kürzel für die chemischen Bausteine der Erbsubstanz.

Hintereinander aufgeschrieben würde die Sequenz des Human-Genoms am Ende etwa 10 000 Bücher von 300 Seiten mit jeweils 1000 Zeichen füllen. So profan verliert sich das Geheimnis des Menschseins, ist es erst auf die Ebene der Erbinformation reduziert. [...]

Die Biologie mutierte endgültig von einer analytischen Wissenschaft, die Leben verstehen will, zur synthetischen, die Leben verändern und neue Organismen herstellen kann. [...] Treibende Kraft bei dem sich ständig beschleunigenden Rennen ist die Pharmaindustrie. Sie investiert Milliardenbeträge in junge Firmen, die sich mit dem Genom befassen. Große Forschungsinstitute, auch in Deutschland, arbeiten mit der Industrie Hand in Hand. Nicht wenige Genforscher besitzen Beteiligungen an Unternehmen oder haben selbst welche gegründet. Nicht allein Neugier, sondern auch Geldgier peitscht das Projekt voran, bei dem es am Ende immerhin um einen so wesentlichen Wert wie die Freiheit menschlicher Selbstbestimmung geht. Die Jagd nach Patenten auf Gendaten hat einen wahren Goldrausch unter Biologen ausgelöst.«[25]

Conclusio: In der Medizin muß der Entwicklungsgedanke neu formuliert werden. Alle positiv und fördernd verstandene Manipulation muß als Hilfestellung in den Dienst des individuellen Ziels gestellt werden, das für jeden einzelnen Menschen in seiner Entwicklung (Biographie) liegt. Der handelnde Arzt oder Forscher muß sich seiner hohen moralisch-ethischen Verantwortung bewußt werden, muß sein beabsichtigtes Handeln, ob diagnostisch oder therapeutisch, mit seinem Patienten möglichst frühzeitig besprechen und es von dessen Zustimmung abhängig machen. Als Forscher muß er ebenso frühzeitig sein Anliegen der Öffentlichkeit bekanntgeben und es zur Diskussion stellen. Er muß dann auch akzeptieren, wenn ihm Grenzen gesetzt werden (zum Beispiel durch Ethikkommissionen). Letztlich kann auch dieses Thema nur mit dem ständigem Blick auf die Individualität Mensch gelöst werden.

Evidence versus cognitive based medicine

Dem Leser soll auch dieser schwierige Wissenschafts-Dialog zugemutet werden, bei dem es sich um ein philosophisch-erkenntnistheoretisches Thema handelt. Dieses enthält einige der wesentlichen Grundfragen heutiger und zukünftiger Medizin, die jedoch eine so hohe Relevanz haben, daß deshalb auf ihre Darstellung nicht verzichtet werden kann.

Die naturwissenschaftlich orientierte Schulmedizin baut neuerdings auf Evidenz. Dabei muß dieser Begriff erst interpretiert werden, da selbst im Lexikon nicht eindeutige Definitionen dessen existieren, was Evidenz eigentlich ist. Der Begriff stammt aus der Antike. Er hat offensichtlich mit Erfahrung zu tun, ist aber nicht identisch mit ihr. Professor David L. Sackett, der als einer der Pioniere der Bewegung einer Evidenz-basierten oder -gestützten Medizin gilt, definiert diese als »Integration individueller klinischer Erfahrung mit der bestmöglichen externen Evidenz aus systematischer Forschung« oder »als gewissenhafte, explizite und klare Nutzung des augenblicklich besten Beweismaterials bei der

Entscheidungsfindung für die Betreuung des individuellen Patienten.«[26] Professor Thore von Uexküll verweist jedoch auf die Unvereinbarkeit der hier geschilderten internen Evidenz, die auf praktisch ärztlicher Erfahrung mit den individuellen Patienten beruht, und der externen Evidenz, bei der gerade diese individuellen Erfahrungen durch randomisierte, doppel-blinde Verfahren eliminiert werden.[27] Man könnte auch von der Evidenz des Einzelfalls (Individuum) und der Evidenz des Mittelwerts eines Kollektivs sprechen. Unter diesen Voraussetzungen erscheint der hochgepriesene Goldstandard der Schulmedizin allerdings nicht mehr als harte Währung. Ist er vielleicht sogar ein ungedeckter Scheck?

Die meisten Wissenschaftler verstehen unter Evidenz-basierter Medizin eigentlich nur Ergebnisse der externen Evidenz, da schließlich nur diese objektive, gemessene, beweisbare oder bewiesene Resultate liefert. Bei interner Evidenz ist jedoch der subjektive Anteil der entscheidende, und dieser Anteil wird in der wissenschaftlichen Praxis gern eliminiert, wenn auch in Festreden dann wieder beschworen! Als die naturwissenschaftliche Medizin noch die von ihr selbst als unverrückbar gesetzte Wissenschaftsmethode praktizierte, nur das gelten zu lassen, was aus der sinnenfälligen Beobachtung stammt, was damit auch meß- oder wägbar oder im exakten Sinne beschreibbar ist, hat interessanterweise der gut dokumentierte Einzelpatient in seinem Verlauf bestimmter Fragestellungen eine große Rolle gespielt. Das prägte sich in den damals in der wissenschaftlichen Literatur typischen Kasuistiken aus. Auch heute wird diese Einzelbeobachtung noch geschätzt, wenn es beispielsweise um unerwünschte Arzneimittelwirkungen geht. Seit Jahrzehnten wird die deutsche Ärzteschaft von der Bundesärztekammer aufgefordert, unerwünschte Wirkungen im Bereich unterschiedlichster Therapien, die beim einzelnen Patienten beobachtbar wurden, einer zentralen Stelle mitzuteilen. Und eigenartigerweise sind solche unerwünschten Wirkungen selten Anlaß gewesen, sie durch große randomisierte kollektive Studien zu überprüfen. Vielleicht wird gerade in diesem Zusammenhang auch das ethische Problem zu bewußt!

Im positiven Falle der angestrebten therapeutischen Wirkung wiederum wird der Einzelfall als nicht relevant angesehen, der Goldstandard ist wieder die kollektive Studie, die im idealen Sinne prospektiv geplant, randomisiert, Placebo-kontrolliert und vor allem doppel-blind durchgeführt werden muß. Darüber ist ja schon kritisch im vorigen Kapitel nachgedacht worden. Das Problem der naturwissenschaftlich orientierten Medizin ist aber, daß sie kaum noch mit unmittelbarer Beobachtung arbeitet, sondern daß in ihr zentral die Hypothesenbildung lebt, die durch entsprechende Experimente überprüft und falsifiziert wird.

Daß auf die Weise ein nicht geringer Anteil der sogenannten Wissenschaftsergebnisse spekulativen Charakter bekommt, kann nicht übersehen werden. Es wurde auch schon auf die Eigenart der medizinischen Wissenschaft aufmerksam gemacht, bestimmte Paradigmen, die in anderen Lebenszusammenhängen vielleicht einfach Vorschriften hießen, durch Verabredung von Expertengruppen zu schaffen, wobei natürlich statt Verabredung – einem ja durchaus unwissenschaftlichen Begriff – lieber von Consensus gesprochen wird. Und es darf nicht übersehen werden, daß unwidersprochen an wichtiger Stelle öffentlich ausgesprochen und anschließend publiziert wurde, »daß die medizinische Wissenschaft nicht nach der Wahrheit sucht, sondern ihr Ziel darin sieht, den Irrtum soweit wie möglich zu vermeiden«.[28] Das ist letzten Endes die Konsequenz der Anwendung mathematisch-statistischer Verfahren. Und das wiederum ist heute Wissenschaft in der Medizin!

Es durchzieht dieses Buch die persönliche Überzeugung des Autors, daß die Medizin nur dann eine menschengerechte wird, wenn sie den Menschen in seiner unverwechselbaren Individualität ernst nimmt und diese zum Inhalt ihrer Wissenschaft macht. Längst ist es eine naturwissenschaftlich bewiesene Tatsache, daß bis in den Körper hinein diese Individualität nachweisbar ist, daß jedes Körpereiweiß individuell geprägt ist (siehe Abstoßungsreaktion nach Organtransplantation). Bedeutende Immunologen kamen zu der Erkenntnis, daß jedes menschliche Immunsystem einzigartig ist und kein Duplikat kennt. Fingerlinien, Sprachbild, Gang oder Physiognomie sind weitere Kriterien, in denen sich die Individualität durch den Körper sichtbaren Ausdruck verschafft. Und das leitet über zu dem Anteil einer Wissenschaft in der Medizin, die Erkenntnis der Individualität Mensch sucht und diese unabhängig von Intuition nicht finden kann.

Ebensowenig wie Evidenz läßt sich Intuition einfach definieren, da zu unterschiedliche Vorstellungen davon bestehen, was sich mit diesem Begriff verbindet. Hier ist mit Intuition die spirituelle, auf die Ganzheit gerichtete Erkenntnis gemeint, die auf sorgfältiger, vorurteilsfreier Beobachtung aufbaut, der immer neu gemachte Erfahrungen zu Grunde liegen, die allerdings auch eine Schulung desjenigen erfordert, der in ihr selbst und in den durch sie vermittelten Erkenntnissen Sicherheit erlangen will. Das ständige, wiederholende (reproduzierende) Praktizieren von Beobachtung, das Differenzieren der Unterschiede der Beobachtungsinhalte, aber auch die Kenntnis der Gesetzmäßigkeiten des Beobachteten sind unabdingbare Voraussetzungen, daß sich in mir praktische Intuitionsfähigkeit bildet. Hier ist der Begriff Training – ähnlich wie bei einem Leistungssportler – durchaus anwendbar, das immerwährende Streben, diesen Erkenntnisweg fortzusetzen.

Die geschilderte Grundsituation ist vergleichbar einem Komponisten, der wie andere auch die musikalischen Gesetzmäßigkeiten benutzt, um dennoch aus sich heraus ein einmaliges, unverwechselbares Werk zu schaffen. Wichtig in der intuitiven (kognitiven) Erkenntnis ist die Vorurteilslosigkeit des Betrachtenden, das heißt die von Goethe vorgelebte Methode, sich die Dinge, die Tatsachen, die andere Individualität in ihrem Sein aussprechen zu lassen. Und es soll auch nicht unerwähnt bleiben, daß dabei eine scheinbar unbewußte Seite unseres Lebens von großer Bedeutung ist: der Schlaf. In unserer Sprache können wir sagen: »Ich muß die Sache noch einmal überschlafen.«

Auf die medizinische Forschung übertragen scheint dies natürlich inakzeptabel und unwissenschaftlich zu sein. Aus meiner persönlichen Erfahrung ist es aber fast immer eine wesentliche Voraussetzung dafür, daß sich eine Intuition ergibt. Wie oft habe ich die bestimmte Fragestellung einer Diagnose oder der richtigen Behandlung eines speziellen Patienten in meine Nächte mit hineingenommen, um schließlich – meistens im Aufwachen, manchmal allerdings auch mitten am Tage, vielleicht in einer ganz anderen Beschäftigung begriffen – die gültige Antwort zu finden!

Wir können auf eine längst vergangene Zeit der Medizin zurückblicken, die griechische Tempelmedizin eines Hippokrates, Asklepios oder Apollon, in welcher der Patient durch bestimmte Eingriffe in einen oft mehrere Tage andauernden Schlaf versenkt wurde, durch den er beispielsweise die Art seiner Krankheit, vor allem aber die für ihn notwendigen Heilmittel träumte und sie dann dem ihn begleitenden Priesterarzt mitteilte. Es ist eine typische Veränderung der Medizin der Neuzeit, daß die Inhalte, die damals der Patient für den Arzt im Schlafe wahrnahm, der Arzt heute in sich für den Patienten wahrnehmen muß. Ob das in der Konzentration des Gedankenlebens, ob tatsächlich über den aktiven Weg des Schlafes oder durch ein gesteigertes Bewußtsein in der Meditation geschieht, ist für den Kern der Betrachtung nebensächlich. Natürlich wird an einer solchen Stelle der Auseinandersetzung der »strenge« Wissenschaftler mit Abscheu von Mystizismen oder eben »Glaubensmedizin« sprechen. Darin spricht sich aber für den, der weiß, was er hier schildert, eine schlichte Unkenntnis der Tatsachen aus. Diese Art der Intuition setzt gerade die Methodik der naturwissenschaftlichen Medizin voraus, nämlich exakter, die Reproduktion als elementar erlebender Beobachter zu sein, unter Beachtung von Vorurteilslosigkeit und Nüchternheit.

Conclusio: Im Grunde genommen beschreiben Evidenz-basierte und kognitiv-basierte Medizin wieder zwei Seiten einer Medaille. Die ärztliche oder medizinische Wirklichkeit braucht beides; eines kann ohne das andere nicht wirklich existieren. Wir brauchen auf der Seite der Evidenz die in der äußeren Sinnenfälligkeit gewonnen Beobachtungsresultate, die wir Befunde oder auch Symptome nennen, wobei offen ist, ob diese als Goldstandard bezeichnete Methode wirklich dieses Wort verdient. Wir können aber in einer dem Menschen gerecht werdenden Medizin auf intuitive Erkenntnis nicht verzichten, denn nur diese ist fähig, die Ganzheit einer Individualität zu erfassen und zu beschreiben. Insofern sind eine Medizin, die sich ganz auf sinnenfällige Evidenz stützen will, und eine solche, die den Blick ganz auf die Individualität Mensch gerichtet hat und dafür Intuition nutzt, keine Gegensätze, sondern notwendige Ergänzungen. Das hat der Heidelberger Ordinarius für Physiologie, Professor Hans Schäfer, treffend formuliert: »Intuition und Wissenschaft sind keine Gegensätze. Ein Teil der ärztlichen Diagnostik und Therapie, der Einfühlungsvermögen benutzt und Anteilnahme (Sympathie mit dem Kranken) voraussetzt, ist intuitiv. Unsere gegenwärtige Medizin ist intuitionsfeindlich. Sie ist das zum Schaden aller. Die Ärzte sollten das wissen – und ändern.«[29]

Forderungen an die Zukunft

Forderungen an die Zukunft

Als die eigentliche Tragik der Medizin des 20. Jahrhunderts muß bei aller Anerkennung ihrer großen Entdeckungen und Fortschritte der Verlust des Wissens um die Individualität Mensch bezeichnet werden. In den vorangegangenen Kapiteln wurde aus verschiedenen Perspektiven dargestellt, wie sehr unter der streng naturwissenschaftlichen Denkart die Illusion eines genormten Menschen entstanden ist, der sich den Bedingungen der Medizin anpassen oder zukünftig gar daraufhin programmiert oder geklont werden müßte; während in der gesellschaftlichen Entwicklung dieses Jahrhunderts eine geradezu gegenläufige Entwicklung beobachtet werden kann, die dazu führen wird, historisch auch einmal vom Jahrhundert der Individuation des Menschen zu sprechen. Man muß insofern feststellen, daß die Medizin an der tatsächlichen Entwicklung vorbeigegangen ist. Erst im letzten Jahrzehnt kam auch in sie immer mehr Bewegung, sich dieser Fragestellung nach der Individualität Mensch, nach seiner Einzigartigkeit, neu zu stellen. Es wird aber ein starkes Umdenken nötig sein, damit die Medizin dieses Wissen auch zu einer wissenschaftlichen Methodik ausgestaltet.

Der selbständige Geist wird abgeschafft

Die Auffassung, den Menschen letztlich als ein Konglomerat anerkannt komplizierter, chemisch-physikalischer Vorgänge auf dem Boden mechanischer Gesetzmäßigkeiten zu verstehen, hat geschichtlich sehr alte Wurzeln. Bis in das 9. Jahrhundert hinein war die Menschheit überzeugt von der Trichotomie des Menschen, der Einheit von Leib, Seele und Geist. Es war das Konzil in Konstantinopel 869 n. Chr., auf dem eine Mehrheit der Kirchenfürsten beschloß, bei Androhung der Häresie zu verbieten, beim Menschen von einem eigenständigen Geist zu sprechen.

Der Mensch besteht demnach seither nur noch aus Leib und Seele – und diese haben geistige Anteile. Interessanterweise führte dieses Konzil zur Spaltung, da die Ostkirche, die dann Orthodoxe Kirche genannt wurde, diesen Schritt nicht mitvollziehen wollte.[30] Dennoch kann man weltgeschichtlich von einem Moment sprechen, in welchem der Geist im Menschen als selbständige Entität abgeschafft wurde. Und man sollte nicht unterschätzen, was damals Häresie, das heißt Ketzertum bedeutete, welche furchtbaren Strafen damit verbunden waren und wie viele Ketzertode gestorben wurden, weil gegen die Gebote der Kirche verstoßen wurde. Seither ist mit Blick auf den Menschen statt von einer Trinität nur noch von einer Dualität gesprochen worden. Diese Festlegung machte die später aufkommende naturwissenschaftliche Denkart erst möglich, insofern sie zunehmend nur noch im dualen System des Richtig oder Falsch, Warm oder Kalt, Entweder / Oder reflektierte.

Die eigenständige Seele wird abgeschafft

Mit Anbruch der Neuzeit und der Geburt einer streng naturwissenschaftlich orientierten Medizin Mitte des 19. Jahrhunderts können wir nun davon sprechen, daß auch die selbständige Seele im Menschen abgeschafft wurde. Rudolf Virchow, Pathologe und einer der führenden Ärzte dieser neuen Medizin, studierte den Leib des Menschen seinem Fachgebiete entsprechend am Leichnam, begründete die Wissenschaft der Gewebelehre (Morphologie, Histologie) und schuf die Voraussetzung, daß nichts real sei, was nicht der Beobachtung der Sinnesorgane zugänglich ist, auch wenn diese instrumental (zum Beispiel durch das Mikroskop) unterstützt würden. Nur das galt demnach als existent, was sinnlich beweisbar, das heißt meßbar, zählbar, wägbar war. Wörtlich: »Es handelt sich bei dieser Anwendung der Histologie auf Physiologie und Pathologie zunächst um die Anerkennung, daß die Zelle wirklich das letzte eigentliche Formelement aller lebendigen Erscheinungen sei, und daß wir die eigentliche Aktion nicht über die Zelle hinausverlegen dürfen. [...] Jede Besonderheit des Lebens findet ihre Erklärungen in besonderen Einrichtungen anatomischer oder chemischer Art, in besonderen Anordnungen des Stoffes, der in dieser Anordnung seine ihm überall anhaftenden Eigenschaften, seine Kräfte äußert, jedoch scheinbar ganz anders als in der unorganischen Welt. Aber es scheint eben nur anders, denn der elektrische Vorgang im Nervensystem ist nicht von anderer Art, als der in dem Draht des Telegrafen oder in der Wolke des Gewitters; der lebendige Körper erzeugt seine Wärme durch Verbrennung, wie sie im Ofen erzeugt wird; Stärke wird in der Pflanze und in dem Tier in Zucker umgesetzt wie in einer Fabrik, hier ist kein Gegensatz, sondern nur Besonderheit!«[31]

Seine radikale Anschauung, daß durch das Grundelement der Zelle in keinem lebenden Organismus, auch nicht im Menschen irgend etwas existiere, was über die Welt der Mechanik, Chemie oder Physik hinausgehe, kulminiert in den Sätzen: »Diese Tätigkeit kann keine andere als eine mechanische sein. Vergeblich bemüht man sich, zwischen Leben und Mechanik einen Gegensatz zu finden. [...] Es ist ganz gleichgültig, ob man das organische oder das unorganische Schaffen betrachtet. Es ist kein spiritus rector, kein Lebens-, Wasser-, oder Feuergeist darin zu erkennen. Überall nur mechanisches Geschehen in ununterbrochener Notwendigkeit der Verursachung und Bewirkung.«[32] Und so gelangt Virchow schließlich zu dem Fazit, daß sich der auf diesem Boden arbeitende Forscher aufgrund seiner lebenslangen Erfahrung vergeblich darum bemühen wird, im Menschen, im menschlichen Organismus die Eigenschaft der selbständigen Seele zu finden.

Von diesem Zeitpunkt an ist der Mensch auf den Bestand seines Leibes reduziert, nun ist die materialistische Denkart der Neuzeit auch in der Medizin dominant geworden, und seither hat sie sich unter Ausschluß selbständiger seelischer oder geistiger Bezüge im Menschen ausschließlich der Erforschung des Leibes und seiner Bedingungen und Gesetzmäßigkeiten zugewandt und alle damit verbundenen Entdeckungen und vermeintlichen Fortschritte erzielt, die die Medizin im 20. Jahrhundert zu einem so spektakulären und populären Wissenschaftsgebiet gemacht haben.

Es ist bedeutsam, daß es gerade die christliche Kirche war, die diese Entwicklung einer Amputation von Geist und Seele im Menschen einleitete. Daß dabei ihr eigentlicher Impulsator und Namensgeber in seiner Realität ebenso abgeschafft oder amputiert wurde, ist fast unbemerkt geblieben oder zumindest sehr gut kaschiert worden. Fjodor M. Dostojewskij hat diese Tatsache in seinem umfangreichen Roman *Die Brüder Karamassoff*[33] aufgegriffen, indem er die Erzählung vom »Großinquisitor« einfügte. Gerade heute sollte man diese Erzählung kennen, in der Christus im Mittelalter seine Kirche aufsuchen will und vom verantwortlichen Großinquisitor mit der Begründung ins Gefängnis geworfen wird, daß die Kirche seine Lehre inzwischen wesentlich besser ausgestaltet und organisiert habe und er durch sein Erscheinen diese Organisation nur stören würde! Man denke nur, was alles in den zwei Jahrtausenden in seinem Namen in diese Welt getragen wurde, was seiner Lehre und Verkündigung zutiefst zuwiderläuft.

Es ist entwicklungsgeschichtlich konsequent, daß etwa fünfzig Jahre nach der Begründung einer leiblich ausgerichteten Medizin auch eine materialistische Seelenkunde durch Sigmund Freud als Psychoanalyse entwickelt wurde. Auch hier wird der Mensch auf einen seelischen Automatismus reduziert, in dem wenige niedere Antriebe auf das seelische Sein des Menschen zusammenschrumpfen.

Gleichwohl sind weder die Wissenschaft von den stofflichen Vorgängen im Leib, die damit verbundenen Funktionen und Steuerungen noch die von Freud entdeckten seelischen Gesetzmäßigkeiten grundsätzlich falsch, sie sind nur extrem einseitig. Die willkürliche Reduktion des Menschen auf eine Eindimensionalität des Leibes und die Negierung von eigenständiger Seele und Geist bedingen, daß nicht die Ganzheit Mensch zum Gegenstand der Wissenschaft in der Medizin gemacht wurde, sondern ausschließlich der leibliche Aspekt. Damit ist die Medizin jedoch irreal geworden! Denn die Realität Mensch besteht in der Trichotomie von Leib, Seele und Geist. Diese in wissenschaftlicher – nicht in mystifizierender oder spekulierender – Art neu zu entdecken, ist eine Notwendigkeit oder Forderung für die Zukunft. In seinem grundlegenden Werk zur Menschenkunde *Theosophie*[34] formuliert Rudolf Steiner dieses Anliegen so: »Durch Besinnung auf das eigene Selbst sich den Unterschied von Leib, Seele und Geist klarzumachen, ist eine Anforderung, die an denjenigen gestellt werden muß, der sich denkend über das Wesen des Menschen aufklären will.« Und so wie im Physisch-Leiblichen zum Beispiel durch die Verhaltensforschung das Art- oder Gattungsmäßige in der Natur beschrieben, kategorisiert und systematisiert wurde, muß wieder entdeckt werden, daß beim Menschen durch seinen individuellen Geistanteil eine Kraft existiert, die alles leiblich Art- oder Gattungsmäßige durchgreift und überwindet. Mit Blick auf die Besonderheit der Biographie eines Menschen sagt Steiner deshalb: »Wer über das Wesen der Biographie nachdenkt, der wird gewahr, daß in geistiger Beziehung *jeder Mensch* eine Gattung für sich ist.«[35]

Der Mensch – das Tier?

Nun kann natürlich gefragt werden, ob denn dieser Blick auf die Einzigartigkeit jedes Menschen dadurch verloren ging, daß über die verständliche Begeisterung an einer neuen, rational begründbaren Wissenschaft in der Medizin, die sich auf das Sinnlich-Faktische bezieht, der Blick für andere Teile der Realität Mensch einfach verloren ging, oder ob sich bestimmte Kräfte, die in unserer Zeit wirksam sind, zu ihrem Ziel erklärt haben, den Menschen der Pflanze und dem Tier entsprechend auf Art oder Gattung zu reduzieren. Man denke hierbei an die Evolutionslehren von Darwin und Haeckel, man denke an die überragende Bedeutung der Tierversuche in der Medizin des 20. Jahrhunderts und der erstaunlich unwissenschaftlichen, direkten Übertragung tierexperimenteller Befunde auf den Menschen, um die jetzt gestellte Frage zu verstehen: Soll durch die Medizin der Mensch auch wissenschaftlich zu einem höchstentwickelten Tier gemacht werden? Sind nicht alle genetischen Überlegungen mit dem Extrem des geklonten, identischen Menschen Ausdruck einer solchen Denkart?

Es ist eine geisteswissenschaftliche Tatsache, daß das 20. Jahrhundert auch als ein Jahrhundert des Tieres bezeichnet werden kann. Und so mag an dieser Stelle die Frage entstehen: Steht die moderne Medizin im Spannungsfeld zwischen Christ und Antichrist? Ist sie ein Feld des Kampfes um den Menschen, dient sie einer Entwicklung des Menschen im Abstieg zum Tier oder im Aufstieg – ähnlich wie in Goethes *Faust* – zum Engel?

Die erlebbare, immer stärker werdende Individualisierung des Menschen, das Streben nach einer freien, auf sich selbst gegründeten Persönlichkeit Mensch entspricht dieser Fragestellung »der Mensch – der nackte Affe?«. Diese Entwicklung hat Mitte des vorigen Jahrhunderts begonnen, sie kulminiert am Ende des 20. und wird ihre Antwort im 21. Jahrhundert finden. Und es ist auch die Medizin, in welcher die Richtung der Antwort für die Zukunft mitentschieden wird. Der bedeutende Arzt und Psychosomatiker Professor Thore von Uexküll hat in einem Vortrag im Rahmen einer ärztlichen Fortbildung der Hamburger Ärztekammer die zukunftsweisende Aussage gemacht: »Die Medizin hat den Geist systematisch aus sich ausgetrieben. Es ist höchste Zeit, daß sie ihn wieder in sich hinein bittet.«

Wir finden viele Impulse in der modernen Medizin, durch welche der Blick auf die Individualität des Menschen, auf seine Einmaligkeit und Besonderheit längst wieder geöffnet werden könnte. Da ist entwicklungsgeschichtlich die bedeutende Arztpersönlichkeit Carl Gustav Carus (1789–1869) zu nennen, Zeitgenosse sowohl Goethes als auch Virchows, der ein hochbegabter, ja genialer Arzt einer neuen, naturwissenschaftlich orientierten Medizin gewesen ist, ohne allerdings den geistigen Kern der Dinge auch in der Natur oder im Menschen selbst zu verlieren. Sein Werk ist in Vergessenheit geraten und bestenfalls noch antiquarisch zu erwerben, und doch steht er wie eine zukunftsweisende Morgenröte im Anbruch der modernen naturwissenschaftlichen Medizin, die im Sinne Uexkülls den verlorenen, ja ausgetriebenen Geist wieder in sich entdecken muß. Das ist auch der eigentliche Impuls der anthroposophischen Medizin: aufbauend auf der naturwissenschaftlichen Methode die geistigen Gesetzmäßigkeiten des Menschen mit ersterer zusammenzufügen und zu einer Ganzheit zu bilden. So will Anthroposophie Synthese von Naturwissenschaft *und* Geisteswissenschaft sein.

Aus moderner philosophischer Sicht wird die Bedeutung des Individualismus durch Heinz Hastedt, Professor für Philosophie an der Universität Rostock , in seinem Buch *Der Wert des Einzelnen. Eine Verteidigung des Individualismus* dargestellt. Er sieht das 20. Jahrhundert auch im Gegensatz von Holismus (Kollektiv) und Individualismus: »Im Rückblick läßt sich das 20. Jahrhundert deuten als das Jahrhundert des Kampfes zwischen totalitärem normativen Holismus und dem normativen Individualismus. Der normative Holismus bereitete gedankliche Sätze vor wie ›Du bist

nichts, dein Volk ist alles‹ oder ›Du zählst nur als wertvolles Mitglied deines Kollektivs‹. Demgegenüber betonte der normative
Individualismus die Unverfügbarkeit der Freiheit. Aus heutiger
Sicht hat das Karl Raimund Popper bereits 1944 / 45 in der englischen Ausgabe von *Die offene Gesellschaft und ihre Feinde*
richtig gesehen. Das Szenario von Popper kommt am Ende des
20. Jahrhunderts wieder neu zur Geltung, gerade weil die offene
Gesellschaft als die Gesellschaftsform, in der die Entscheidungen
und die Nachdenklichkeit der freien Individuen gefordert sind,
vorerst in Europa die geschlossene Gesellschaft überwunden zu
haben scheint, in der die vermeintlich suggerierte Gleichheit aller
nur die Herrschaft weniger verschleiert. In den nächsten Jahren
wird sich zweierlei entscheiden: Wird es einen erneuten Rückfall
in die geschlossene Gesellschaft geben? Oder wird es gelingen,
die Rhetorik der offenen Gesellschaft auch in ihrer Alltäglichkeit
einer mündigen Autonomie aller einzelnen Individuen zu rea-
lisieren? Denn eines dürfte klar sein: die Rhetorik der Offenheit
allein (und sei sie auch in Verfassungen kodifiziert) schafft noch
keine offene Gesellschaft.«[36]

Als Forderungen an die Zukunft soll für das Anliegen dieses
Buchs die Notwendigkeit eines neuen, ergänzten Menschenbildes
als Ausdruck der Einmaligkeit jedes Menschen, seiner Ganzheit
in der Differenzierung von Leib, Seele *und* Geist geschildert werden. Die Notwendigkeit einer Spiritualisierung der Naturwissenschaft in der Medizin, der Erforschung von Früherkennung und
Frühbehandlung (Prävention) sollen angesprochen werden, welche wiederum Methodenpluralismus in Diagnostik und Therapie
voraussetzen. Medizin muß eine »Freiheitswissenschaft« vom
Menschen sein. Alle in den vorausgegangenen Kapiteln ange-
schlagenen Motive werden wiedererscheinen und richtungge-
bende Antworten finden, vielleicht auch neu formulierte Fragestellungen, die zukunftsweisend sind. Das wird jedoch nicht
systematisch geschehen, sondern aus der jeweiligen Gedanken-
bildung heraus.

Zweierlei Utopie

Viele Leser, insbesondere aus dem medizinischen Wissenschafts-
bereich selbst, mögen an dieser Stelle einwenden, daß solche Forderungen utopisch sind. Dem stimme ich zu. Aber ich zitiere den
evangelischen Theologen und Hochschullehrer Professor Jürgen
Moltmann, dessen Darstellung von zweierlei Art Utopien, ge-
stützt auf Ernst Bloch, mich als jungen Arzt impulsierte, wobei
ich später eine gleiche Auffassung auch bei Rudolf Steiner fand.

»Es lassen sich hier mit Bloch zwei Arten von Utopien unterscheiden: es gibt abstrakte Utopien, deren Entwurf sich gänzlich
von der gegenwärtigen Wirklichkeit und ihren offenen Möglichkeiten abgelöst hat und in Gedanken die Luftschlösser einer ›anderen Welt‹ baut. Sie können schön und erhaben sein, aber sie haben leider nicht die geringsten Chancen, jemals verwirklicht zu
werden. Menschen, die sich als Realisten bezeichnen, verstehen
gewöhnlich alle Utopien als solche Spiele mit irrealen Möglichkeiten und als wirklichkeitsfremde Phantasien. ›Das ist doch eine
Utopie‹, sagen sie: ›Das geht doch nicht.‹

Es gibt aber auch konkrete Utopien. In ihnen überschreitet der
Geist die vorhandene Wirklichkeit und sieht in die Zukunft, bezieht aber seinen Entwurf auf die konkreten Widersprüche und
Leiden der Gegenwart, damit sie überwunden werden. Konkrete
Utopien spielen nicht mit irrealen Möglichkeiten, sondern mit
objektiv-realen Möglichkeiten. Sie holen das Notwendige angesichts der gegenwärtigen Not in den Bereich des jetzt real Möglichen herein und motivieren damit konkrete Veränderungen.
Konkrete Utopien bieten der Gegenwart die gewünschte Zukunft
als eine reale Möglichkeit an. Sie vereinen das gegenwärtige ›System‹ nicht brutal, sondern decken vielmehr die Zukunft auf, mit
der diese Gegenwart schon schwanger geht. Wenn aber jede ge-
schichtliche Gegenwart mit ihrer Zukunft schwanger geht und
wenn in jeder gegebenen Wirklichkeit zugleich in reicher Fülle
unrealisierte Möglichkeiten stecken, so ist es realistischer, diese

Möglichkeiten zu erforschen und zu ergreifen, als sich nur an das Faktische zu halten und sich auf das Vorhandene zu versteifen, wie es die sogenannten Realisten tun. Die sachliche Voraussetzung für konkret-utopisches Denken aber besteht darin, daß die Gegenwart nicht in einem System gefangen liegt und die gegenwärtige Gesellschaft keine ›geschlossene Gesellschaft‹, sondern eine ›offene Gesellschaft‹ ist. Wo eine Gesellschaft sich zur geschlossenen formiert und sich selbst von ihren möglichen Entwicklungen und Veränderungen abschließt, da muß das utopische Denken absterben oder eben unterdrückt werden. Die Freiheit des Menschen hat, wenn sie als schöpferische Freiheit verstanden wird, ihren Raum immer im Bereich des Möglichen und in jener Zukunft, die die Gegenwart nach vorne öffnet. Wo eines dieser Elemente – Freiheit, Möglichkeit oder Zukunft – preisgegeben wird, fallen auch die anderen. Das konkret-utopische Denken ist darum für die Freiheit und die Humanität des Menschen unerläßlich.«[37]

Die Medizin braucht ein neues Menschenbild

Die Idee eines neuen Menschenbildes in der Medizin ist so vielfältig, daß es unmöglich erscheint, daraus ein gemeinsames Bild
zu entwerfen. Uralte, traditionelle Anschauungen wie die Ayurveda, die traditionelle chinesische Medizin oder die tibetanische
Medizin erscheinen in der mitteleuropäischen und westlichen
Welt, werden aufgegriffen, angepaßt und zu neuen medizinischen Systemen umgearbeitet. Die psychosomatische Medizin
entsteht im 20. Jahrhundert und fußt auf unterschiedlichsten
Ausarbeitungen der Psychologie und ihres Verhältnisses zum
Soma, dem Leib; aber auch in Mitteleuropa und der westlichen
Welt selbst entstehen viele Entwürfe eines moderneren Menschenbildes, ohne allerdings je ernsthaft diskutiert oder gar aufgenommen zu werden. Deshalb gibt es heute neben der »streng
wissenschaftlichen« Medizin (Schulmedizin) viele komplementäre Medizinsysteme, von denen aber keines vor den strengen
Wissenschaftskriterien ersterer Anerkennung gefunden hat. So
findet täglich Konkurrenz, Kampf, Auseinandersetzung statt,
und jede Denkrichtung versucht Position zu beziehen, Clans ab-
zustecken, beziehungsweise sich auch am Markt zu positionie-
ren. Viele Diskussionen um das Pro und Contra werden geführt,
aber erstaunlicherweise keine ernsthaften Consensus-Meetings.
Und wieder taucht die von Rudolf Steiner formulierte These auf,
daß die Wirklichkeit immer aus zwölf unterschiedlichen Perspektiven angeschaut werden kann.[38]

Ist es nicht an der Zeit zu begreifen, daß unterschiedliche
Standpunkte auch unterschiedliche Vorstellungen und Anschauungen erzeugen und daß erst die Synthese dieser unterschiedlichen, jeweils berechtigten Anschauungen den Blick auf das

Ganze öffnet? Das hieße einerseits, die dominierende Schule in der Medizin wieder aus ihrer Dogmatik in die Freiheit einer wirklichen Wissenschaft zu entlassen, in der Neugier, Interesse, Forschungsdrang die Wege bestimmen und der Weg jedes einzelnen zunächst einmal seine eigene Berechtigung hat. Natürlich müssen sich solcherart gewonnene Ergebnisse von anderen überprüfen lassen, müssen verstehbar sein. Aber es darf nicht dabei bleiben, daß eine Denkrichtung bestimmt, was zu denken erlaubt oder auch nicht erlaubt ist.

Andererseits muß aus der Idee und Lehre des ursprünglich christlichen Abendlandes die Realität der Paradoxie, des Sowohl-als-Auch zur Ergänzung des bis heute fast ausschließlich praktizierten dualen Entweder-Oder hinzutreten.

Die Ganzheit Mensch: Leib, Seele und Geist

Um nun dem Leser auch Praxis zu vermitteln und nicht nur Theorien, wird für dieses Buch die Darstellung der eigenen, über vierzig Jahre praktizierten Synthese gewählt, in der viele der genannten unterschiedlichen Anschauungen Einfluß genommen haben, ohne daß eine davon zur alle anderen dominierenden geworden ist. Und dennoch soll deutlich herausgestellt werden, daß die zentrale Anregung zum Neu- und Andersdenken aus der Anthroposophie stammt und dem Ideal der Forderung Rudolf Steiners folgt, die unverzichtbare naturwissenschaftliche Erkenntnismethode in der Medizin durch eine geisteswissenschaftliche (anthroposophische) zu ergänzen und damit vom Denken aus die Ganzheit Mensch in der Medizin wieder zu suchen. Kein mit- und nachdenkender Leser wird an dieser Stelle erwarten, daß hier ein fertiges Gebäude dargestellt wird. Es sollen Wege gezeigt werden, die ständig an der Wirklichkeit gemessen wurden und sich in Diagnose und Therapie, in deren rationaler Begründbarkeit bewähren mußten.

Ein modernes Menschenbild in der Medizin fordert, den Menschen in seiner Ganzheit (Leib, Seele, Geist) zu »durchschauen«, ihn in seiner Einmaligkeit, seinem Wesen zu erkennen (Diagnose), ihn in seinem persönlichen und individuellen Leben zu fördern und ihm im Erreichen seiner Ziele zu helfen (Therapie). Die Voraussetzung für diesen ärztlichen Weg ist, den Menschen als Persönlichkeit und Individualität zu erleben, seine Einmaligkeit und Besonderheit. Grundfragen treten auf: Wer bist du? Woher kommst du? Wohin willst oder gehst du? Und es wird ein Aspekt der Wirklichkeit bewußt, den die Medizin wiederum außerordentlich konsequent ignoriert: die Zeit!

War die Medizin bisher fast ausschließlich jeweils Momentaufnahme, Augenblick, muß sie nun wieder biographische, muß Entwicklungsmedizin werden. Und mit dem Blick auf den geistigen Kern des Menschen, seine Individualität, dehnt sich die Fragestellung der Medizin über die leiblich gesetzten Grenzen von Geburt und Tod aus und fragt im »Woher kommst du?« nach der geistig-vorgeburtlichen und mit Blick auf die andere leibliche Grenze nach der geistig-nachtodlichen Existenz. Auf letztere hat die moderne Wissenschaft in den letzten Jahrzehnten gerade auch durch Ärzte intensiv den Blick gerichtet, indem eine Forschung sogenannter Nah-Todes-Erlebnisse entwickelt wurde, anknüpfend an die ersten Darstellungen beispielsweise von Raymond A. Moody [39] und anderen. Die Frage nach einer vorgeburtlichen Existenz des Menschen ist dagegen in der Medizin – aber auch in der gesellschaftlichen Diskussion – bisher kaum aufgetaucht und belastet beispielsweise die gesamte Fragestellung von Embryonenforschung, Abtreibung, Ausschluß von Behinderungen und anderes. Wer aber in den Menschen tiefer hineinschauen lernt, wer ihn mit wachen Sinnen und naturwissenschaftlicher Exaktheit in seiner Entwicklung und damit Biographie zu beobachten lernt, wird rasch zu dem Urteil gelangen, daß kein Mensch als »unbeschriebenes Blatt« in dieses Leben tritt. Auch die vielfältig auftauchende Idee eines Lebensplans, der »Lebensmelodie«[40], die jedem Menschen eigen ist, setzt eine solche Präexistenz voraus. Zu einem für die Medizin der Zukunft gültigen Menschenbild wird also die Frage der Prä- und Postexistenz dazugehören müssen. Und es wird auch die Frage der jeweiligen Sinnhaftigkeit im Leben aufzutauchen haben, was dann auch für Leiden, Krankheit und Tod gelten wird.

Das neue, »ergänzte« Menschenbild wird sich auf die Grundtatsache stützen, daß der Mensch Leib, Seele und Geist ist. $3 = 1$ ist spirituelle Mathematik und im Diesseits nicht lösbar. Im Menschen ist diese Formel aber Realität, wobei seine Gesundheit voraussetzt, daß die Dreifaltigkeit (Leib, Seele, Geist) auch Dreieinigkeit (Mensch) ist. Denn selbstverständlich folgen Leib, Seele und Geist jeweils eigenen Gesetzmäßigkeiten. Diese scheinen mit den anderen zunächst unvereinbar, und dennoch müssen sie in der Einheit Mensch in einen Zusammenklang gebracht werden. Wieder steht vor dem inneren Auge für den Organismus das Bild eines Orchesters, das aus vielen verschiedenen Anteilen (Instrumenten) besteht und entsprechend verschiedenen Musikern, die diese Instrumente spielen. Aus dem notwendigen Gleichklang, den identischen Noten, aber auch dem alles zusammenfassenden, überblickenden (»steuernden«) Dirigenten, und nicht zuletzt durch den Komponisten hören wir eine Komposition, die ein Ganzes der vielen Teile ist.

Der Leib ist vierfacher Natur, stofflich, lebendig, empfindend (beseelt) und durchgeistigt (individuell). Die Seele ist tief unbewußt empfindend, träumend bewußt gemütvoll und wachbewußt verständig, sie ist in ihrer höchsten Entwicklung auch selbstbewußt. Das Geistige wiederum ist erst rudimentär entwickkelt, sein heutiger Ausdruck ist unser Ich, das wiederum auch Seelenkern ist.[41] Seine differenzierte Ausgestaltung ist menschheitlich gesehen noch weit zukünftig zu denken.

Der Leib ist vergänglich, er hat eine ihm zugemessene Lebensfrist, ist durch Geburt und Tod begrenzt. Die Seele ist unsterblich, sie verändert sich durch ihr Wechselverhalten mit Leib und

Geist ständig und ist somit Gegenwart oder Augenblick, in dem Vergangenes und Zukünftiges ständig ineinander wirken. Der Geist aber ist ewig, urgesund und über allen Raum und Zeit erhaben. Aristoteles gab ihm den unvergleichlichen Namen »Entelechie«.

Da es meine persönliche Überzeugung ist, daß die Medizin die primäre Aufgabe hat, den Leib als Instrument für Seele und Geist ständig gesund zu erhalten, das heißt auch zu pflegen, für ihn Sorge zu tragen und damit Leib-Sorger zu sein, soll hier das Menschenbild vom Leibe aus betrachtet werden, um das Maß des Darzustellenden nicht zu sehr zu strapazieren. Auch in einer spirituell ergänzten Medizin wird der Leib Mittelpunkt der Betrachtung bleiben, so wie er in der Entwicklung der materiell orientierten Medizin seit Mitte des 19. Jahrhunderts ausschließlicher Ort der Betrachtung, der Forschung und somit der Wissenschaft in der Medizin war. Nur daß in ihr der Leib noch einmal auf seine chemisch-physikalische Gesetzmäßigkeit reduziert wurde, ist nicht wahrgenommen worden.

Rudolf Steiner hat den *Leib* des Menschen entsprechend viergliedrig charakterisiert. Er sprach von den »Wesensgliedern« physischer Leib, Ätherleib, Astralleib und Ich-Organisation. Jeder dieser vier Anteile hat bereits eigene Gesetzmäßigkeiten, alle kommunizieren miteinander in differenzierten Wechselverhältnissen. Und allen übergeordnet ist das Menschen-Ich, das mit seiner Gestaltungskraft das gesunde Miteinander der Leibesglieder bewirkt.

Physisch-stoffliche Organisation des Menschenleibes

Die physische Organisation des Leibes kann auch als Stoffleib charakterisiert werden, weil hier die Wirklichkeit des Menschenstoffes ihre natürlichen Grundlagen hat; ein zentraler Begriff ist daher der Stoffwechsel. Er verdeutlicht konkret, daß die

Stoffe im menschlichen Organismus anders als in der technischen oder mineralischen Welt keinen Dauer- oder Bleibecharakter haben, sondern gewechselt werden. Die Intention zu diesem Wechsel stammt jedoch nicht aus ihnen selbst. Sie kommt aus der übergeordneten Organisation des Lebens. Es ist deshalb eine Illusion, sich den Menschen in seiner stofflichen Natur als bleibend vorzustellen und nicht zu begreifen, daß er sich auch auf dieser Ebene ständig verändert. Schleimhautzellen haben die außerordentlich kurze Lebensdauer von wenigen Tagen, ein weißes Blutkörperchen (Leukozyt) lebt etwa sieben Tage, die Blutplättchen (Thrombozyten) gar nur drei Tage, die kernlosen roten Blutkörperchen (Erythrozyten) immerhin hundert Tage. Gehirnzellen beispielsweise oder auch der Zahnschmelz sind dagegen von ganz anderer Dauer. Teile von ihnen sind tatsächlich von einem bestimmten Zeitpunkt des Lebens an nicht mehr wechselbar.

Im Stoff lebt als Gesetzmäßigkeit die Form, und alle Anatomie und Pathologie erforscht die jeweils typische, gesunde Form eines Organs oder Gewebes bis in ihre einzelnen Strukturen – heute bereits bis in die Ultrastrukturen – hinein. Das Abweichen von der gesunden Form wird deshalb konsequent Deformation genannt. Und viele Krankheiten unserer Zeit sind solche Deformationen. Es fehlt nur nahezu vollständig ein ästhetischer Sinn, solche Formverluste oder Umgestaltungen in eine qualitative Beobachtung zu führen und sie nicht nur auf der quantitativen Ebene zu belassen und einfach zu registrieren. Genau hier läge der Ansatz zu einer präventiv orientierten Medizin: beginnende Deformationen wahrzunehmen, um ihnen so rechtzeitig entgegenzuwirken, daß sie nicht an einen Endpunkt geführt werden, der dann nicht mehr zu ändern ist.

Der Stoffleib liefert auch die Fülle aller Befunde, die zu erheben sind. Hier ist Meßbares, Wäg- und Zählbares Realität. Nur wird konsequent übersehen, daß dieses Wäg-, Meß- und Zählbare dadurch ständig wieder aufgehoben wird, indem der Faktor

Zeit verändernd eingreift. Wird der Befund als Momentaufnahme gesehen und bleibt dessen Relativität stets bewußt, dann ist er ein großer Helfer in Diagnose und Therapie. Wird er aber als konstant bewertet, kann er ungeheuren Schaden bewirken.

Das wurde an den Beispielen der im Tagesverlauf sich stets verändernden Befunde schon gezeigt (s. S. 86). Immer muß ein Arzt prüfen, ob der einmalig erhobene Befund plausibel ist, wenn er ihn mit seiner Erwartung, mit der Symptomatik des Patienten, der vorläufig gestellten Diagnose vergleicht. Wie oft habe ich erlebt, welchen Schock Befundmitteilungen an einen sich gesundfühlenden Patienten auslösten, der sich nur zu einer Vorsorgeuntersuchung begeben hatte. Nun hieß es plötzlich: »Sie haben ganz schlechte Leberwerte!« Aber er fühlte sich doch ganz gesund! Weitere Untersuchungen oder auch der Zweifel des Arztes zeigten jedoch, daß es sich um einen Laborfehler handelte, vielleicht auch um einen vertauschten Befund. Es ist dann manchmal nicht einfach, seinen Patienten nun wieder vom Gegenteil zu überzeugen; ein Zweifel, eine Unsicherheit können bleiben, der primäre Schock allemal.

Der Stoffleib ist den Sinnen nur als Leichnam zugänglich, wenn alles Leben – auch die seelischen und geistigen Anteile – aus ihm gewichen sind und er als reine Form erscheint. Dabei ist bedeutsam, daß er sich in reiner Form nicht erhalten kann und in kürzester Zeit zerfällt, das heißt »verwest«. Es bedarf schon chemischer Konservierungsmaßnahmen, um Leichname beispielsweise für die Anatomie zu erhalten. Doch ist dieser Blick auf die eigentliche Wirklichkeit des Stoffleibes deshalb so bedeutsam, weil erlebbar wird, daß er nicht die tatsächliche Existenz Mensch sein kann, wenn auch ein wesentliches Abbild derselben. Letzteres wird gerade im Betrachten des Leichnams und seiner durchlaufenden Veränderungen bis in die Verwesung sehr deutlich.

Lebensorganisation

Es gibt aber neben der Wirklichkeit der Befunde auch eine solche des Befindens, und es ist kein Zufall, wenn in unserer Sprache beide Begriffe einander so verwandt sind. Ist nicht evident, wie statisch der Begriff Befund und wie dynamisch dagegen der Begriff Befinden ist?

Das Befinden stammt in der Tat aus dem zweiten Bereich des Leibes, den Rudolf Steiner Ätherleib nannte, den wir aber auch Lebensleib oder Lebensorganisation nennen können. Die leibliche Organisation, beziehungsweise Konfiguration des Lebendigen muß von einer zukünftigen Medizin neu entdeckt, erforscht und beschrieben werden. Denn aus ihr stammt alles, was wir Befinden oder in seiner Gesamtheit Befindlichkeit des Menschen nennen. Weicht das Leben aus irgendeinem Bezirk unseres Leibes, sind wir sofort krank, ja, an diesem Ort dem Tode nahe. Das wird in der unendlichen und sehr individuellen Vielfalt von Befindensstörungen deutlich. Deren Diskriminierung hat die medizinische Praxis so »unmenschlich« gemacht. Denn es ist eine Lebenstatsache, daß sich der Mensch in dem Erleben seiner Befindlichkeit viel unmittelbarer erfaßt als in der überwiegenden Anonymität seiner Befunde. Wer hat denn eine unmittelbare Erfahrung seines Cholesterins, seines Blutzuckers, seiner Osteoporose? Ist es nicht jeweils das Befinden, das uns erst auf diese tiefere, unbewußte Ebene lenkt? Und ist es nicht ein natürlicher Vorgang, daß der gesund empfindende Mensch im Kranksein vor allem wünscht, in seiner Befindlichkeit wieder hergestellt zu werden, und es ihm eigentlich dann sekundär erscheint, wie die Befunde ausfallen? Es ist die immer wieder gemachte persönliche Erfahrung, daß auch streng wissenschaftlich denkende Ärzte im Moment der Erkrankung durchaus befindlichkeitsorientiert wurden, wenn sie auch bis dahin für ihre Patienten streng befundorientiert arbeiteten. Der heftige Kopfschmerz, die peinigende Gallenkolik, Übelkeit oder anhaltend-lästige Blähungen sollen so rasch und gut wie möglich beseitigt werden – unabhängig von allen zu erhebenden Befunden. Es ist kein Trost, bei einer Lebererkrankung zu erfahren, daß die Transaminasen »gebessert« sind, wenn es einem immer noch »schlecht« geht.

Die Neuorientierung einer zukünftigen Medizin auf die Befindlichkeit des Menschen als Ausdruck seiner Lebensorganisation darf nicht heißen, Befunde nicht mehr für wesentlich zu erachten oder gar zu ignorieren. Sie muß dazu führen, beide als Ausdruck unterschiedlicher Gesetzmäßigkeiten im Leibe in ihre physiologische, das heißt gesunde Korrelation zu bringen. Denn das Leben im Leibe äußert sich gesetzmäßig in dem, was wir die Funktionen nennen. Der Lebensleib könnte daher auch als Zeit- oder Funktionsleib bezeichnet werden. Er ist der Impulsator des Stoffwechsels, er ist der große Erneuerer, Regenerator, der allem entgegenwirkt, was im Stoffleib zur Dauer tendiert und dann Ablagerung wird. Deshalb ist die Schwächung oder gar Kränkung des Lebensleibes auch mit dem in der Medizin typischen Begriff der Degeneration verbunden, das Wiederherstellen des Gesunden aus der Krankheit wird Regeneration genannt.

Es wird dem Leser möglicherweise auffallen, wie sehr diese hier geschilderte Leibesgliederung in Übereinstimmung steht mit moderner medizinischer Begrifflichkeit, die allerdings nebeneinandergestellt ist und in sich keine Ordnung trägt. Und es wird auch die Frage auftauchen, was wohl ursächlich dafür verantwortlich ist, daß neben den Deformationskrankheiten die degenerativen immer mehr überhand nehmen.

Seelisch-leibliche Organisation

Der Lebens- oder Zeitleib korrespondiert also einerseits mit dem Stoffleib, andererseits aber mit dem ihm wiederum übergeordneten und erneut anderen Gesetzmäßigkeiten folgenden Seelen- oder Empfindungsleib, den Rudolf Steiner, einer alten okkulten

Nomenklatur folgend, auch Astralleib nannte. Dieser ist der eigentliche Seelenträger, er ist der organische (leibliche) Ort, in welchem sich die Menschenseele integriert. Nur geschieht dies nicht permanent, sondern »atmend«. Es ist Geheimnis und zugleich Wirklichkeit der Menschenseele, daß sie mit dem Leib rhythmisch kommuniziert. In allen Einatmungsvorgängen drängt die Seele dichter an und in den Leib, bei allen Ausatmungsvorgängen löst sie sich wieder von ihm. Dieses Wechselverhältnis der Seele mit dem Leibe im Atmen ist ein uraltes Wissen und wird beispielhaft in der übereinstimmenden Bezeichnung von Seele und Atem als »Psyche« in der klassisch-griechischen Sprache deutlich. Atmung setzt sich bis in jede Zelle fort, wird dann Zellatmung genannt, Austausch der Stoffe, der Gase. In der Atmung dringt die Seele tief in den Leib hinein, und sie läßt diesen auch wieder los (Ausatmung). Goethe hat dieses Wechselspiel in seiner umfassenden Bedeutung beschrieben:

»Im Atemholen sind zweierlei Gnaden:
Die Luft einziehen, sich ihrer entladen.
Jenes bedrängt, dieses erfrischt;
So wunderbar ist das Leben gemischt.
Du danke Gott, wenn er dich preßt,
Und dank ihm, wenn er dich wieder entläßt.«[42]

Steiner charakterisiert diesen seelisch-leiblichen Bereich bereits als außerordentlich feinstofflich, als »luftförmig«. Nach heutigem Wissen ist dies der Bereich, in dem endokrine, das heißt hormonbildende Organe und insbesondere das Immunsystem hineinwirken. Es gehört zu den viel zu wenig ernst genommenen, die Wissenschaft revolutionierenden Tatsachen, daß sowohl die Hormone als auch das Immunsystem in außerordentlich feinststofflicher Verdünnung hoch wirksam agieren. Insulin beispielsweise wirkt im Nanogrammbereich (ng = 10^{-9} Gramm!). Ähnliches gilt für andere Hormone und insbesondere für wesentliche Teile des

Immunsystems, die bis in den Pikogrammbereich (pg = 10^{-12} Gramm) reichen. Und wir wissen nicht, was eine zukünftige Medizin in diesen endokrinen und immunsystembezogenen Wirkbereichen noch alles an Feinststofflichkeiten entdecken wird.

Es sei eingefügt, daß die immer wieder erstaunliche Ignoranz gegenüber der Wirksamkeit homöopathischer Medikamente absolut unverständlich bleibt, wenn jenes Faktenwissen »homöopathisch« hochwirksamer Hormone oder Immunfaktoren im menschlichen Organismus berücksichtigt wird!

Der Seelen- oder Empfindungsleib ist Träger unserer Stimmungen, die als Gesamtheit wieder Gestimmtheit genannt werden kann. Ist irgendein Mensch weltweit denkbar, der ohne Stimmung wäre? Sind nicht gerade die Stimmungen etwas sehr Menschliches? Es ist kein Zufall, daß in diesem Kontext ein musikalischer Begriff auftaucht, der beispielsweise für den Klang eines Instruments oder auch eines ganzen Orchesters von unverzichtbarer Bedeutung ist. Der Mensch muß für seine Gesundheit richtig gestimmt sein! Und wiederum ist bemerkenswert, daß sich auch für diesen Bereich ein anerkannter Wissenschaftsbegriff findet, wenn sich die Stimmung krankhaft verändert: die Verstimmung. Es ist erstaunlich, daß ein solcher Begriff in der modernen Medizin überhaupt existiert, obwohl ihm doch keinerlei Wäg- oder Meßbarkeit zugeschrieben werden kann. Es gibt keine Apparate, mit denen das Maß einer Verstimmung gemessen und ausgedruckt werden könnte. Und doch wird es für keinen Arzt oder sonst in der Medizin tätigen Menschen bezweifelbar sein, daß es Stimmungen im Menschen und eben auch *Ver*stimmungen gibt. Gerade für letztere wurden ja die heute so vielfältigen und problematischen Psychopharmaka entwickelt.

Das eigentliche Element, die Gesetzmäßigkeit des Seelenleibes ist aber die Regulation, so wie es die Funktion für den Lebensbereich ist. In der Endokrinologie, also der Wissenschaft der hormonbildenden Organe und ihrer Aufgaben im Organismus, findet sich heute die Anschauung von den sich selbst steuernden Regelkreisen oder Regelmechanismen, wobei in den Ausdrucksformen bereits deutlich wird, daß man das Geschehen auch hier wieder auf die naturwissenschaftliche Gesetzmäßigkeit reduzieren will. Eine Schilddrüse wird durch die ihr übergeordneten Systeme von Hypophyse (Hirnanhangsdrüse) und Hypothalamus gesteuert. Andererseits steuert sie wiederum die Funktion dieser beiden Organe. Dabei entsteht das Bild, daß hier mehr gedanklich orientierte Bereiche tätig sind, die in die Arbeit des Lebensbereichs im Leibe einwirken, ohne allerdings direkt einzugreifen und sich selbst zum Beispiel als Hormone chemisch zu verändern. Sie wirken vielmehr als Katalysatoren. Die eigentliche Arbeit aber stammt aus dem Leben.

Heute kennen wir vielfältige Dysregulationen, die wiederum erhebliche Auswirkungen auf das Befinden der Menschen haben, häufig aber keine Spuren in der Ebene der Befunde hinterlassen. Ein Beispiel sei die Kreislaufdysregulation, bei der sich zwar wechselnde Blutdruckbefunde erheben lassen, die jedoch keine strenge Korrelation zu dem ebenfalls sehr wechselnden Befinden erkennen lassen, so daß konsequent auch von einer Funktionsstörung oder funktionellen Krankheit gesprochen wird. Wieder ist es das Problem unserer Medizin, daß sie mangels einer sicheren Befundkonstellation eine solche Störung eher nicht ernst zu nehmen bereit ist und sie als Befindlichkeitsstörung, funktionelle Erkrankung oder gar Bagatellerkrankung diskreditiert. Dabei wäre es so einfach zu erkennen, wie sich die Vorstufen schwerer organischer Erkrankungen zeigen. Nur treten letztere oft erst viele Zeitabschnitte (Jahre, vielleicht Jahrzehnte) später in Erscheinung. Eine solche Gesetzmäßigkeit ist jedoch durch die Psychologie oder Psychoanalyse längst beschrieben worden. Warum sollte sie nicht auch im Leib gelten?

Ich-Organisation

Die dem Seelen- oder Astralleib übergeordnete und alle Leibesglieder steuernd durchgreifende Leibesorganisation ist schließlich der Ich-Leib, den Steiner auch Ich-Organisation nannte. In
ihm kommuniziert der geistige Wesenskern des Menschen, sein
Ich, mit dem aus den Erbgesetzmäßigkeiten stammenden Leibe,
diesen ständig zur individuellen Eigenart verwandelnd. Auch dies
gehört beispielsweise zu den erstaunlicherweise übersehenen
wissenschaftlichen Tatsachen, daß durch die Transplantationsmedizin gesichert wurde, daß bis in die stoffliche Gewebestruk-
tur hinein jeder Mensch leiblich einzigartig und nicht austauschbar ist. Es gäbe ja nicht das Problem der gefürchteten Abstoßungsreaktion nach einer Organtransplantation, die Notwendigkeit, das körpereigene Immunsystem massiv zu unterdrücken,
wenn dieses nicht in dem Spenderorgan das fremde Gewebe erkennen würde. Wäre die Art Mensch identisch, wären Transplan-
tationen längst Routineoperationen. So aber hat die Medizin des
20. Jahrhunderts entdeckt, daß jeder Mensch bis in seinen Stoff
hinein einmalig ist. Das gleiche gilt im übrigen auch für das Immunsystem. Nach heutigen Erkenntnissen der Immunologie ist
kein Immunsystem eines Menschen mit dem eines anderen identisch. Es gibt offensichtlich keine Kopie eines menschlichen Immunsystems. Jedes ist einmalig! Würden diese naturwissenschaftlich exakt bewiesenen Tatsachen in der Praxis ernst genommen, müßte überhaupt nicht mehr für eine individualisierende
Medizin gestritten werden. Aber es ist ein eigenartiges Phänomen, daß die Medizin bestimmte eigene Entdeckungen, die sie in
ihrer Denkart in Frage stellen könnten, konsequent verdrängt
oder ignoriert, um unbeschadet dieser Entdeckungen auf ihrem
eingeengten, um nicht zu sagen dogmatischen Weg fortfahren zu
können.

Der Ich-Leib ist unser Steuermann im Leibe, er ist die geistige
Realität gegenüber dem gedachten »deus ex machina« oder dem

perpetuum mobile, aus denen nach den Vorstellungen der Forschung unser menschlicher Organismus funktionieren soll. Jede Art einer Fehlsteuerung im Organismus muß zukünftig daraufhin befragt werden, inwiefern die leiborientierte Integration des Ichs nicht gelingt. Damit wird deutlich, daß für solche Störungen ganz andere Wege der Diagnostik und Therapie gesucht werden müssen, als sie heute angewandt werden.

Ausdruck des Ich-Leibs ist unsere Präsenz, unsere Geistesgegenwart für jeden Augenblick. An dieser Stelle muß darauf aufmerksam gemacht werden, daß Präsenz als Ausdruck von Bewußtsein nicht nur in der Schicht des Wachbewußtseins existiert, sondern bis in die Tiefen des Organismus, bis in den Stoff hinein wirkt, wenn auch als nicht unmittelbar erlebbares Tief- oder Komabewußtsein. Doch auch davon hat die Medizin heute anfängliche Kenntnis, ohne diese allerdings schon in der täglichen Arbeit real werden zu lassen. Daß es beispielsweise über das sogenannte autonome (vegetative) Nervensystem auch ein autonomes Bewußtsein gibt, wird heute keiner ernsthaft in Frage stellen. Umgangssprachlich sagt man dazu: »Ich tue das aus dem Bauch heraus.«

Diese Kurzdarstellungen der vier Leibesglieder und ihrer sich jeweils gegenseitig bedingenden Gesetzmäßigkeiten können unter Berücksichtigung des eigentlichen Anliegens dieses Buches natürlich nur rudimentär beschrieben werden. Aber es darf an dieser Stelle darauf verwiesen werden, daß es ausführlichere Beschreibungen dazu gibt. Aus der eigenen Arbeit heraus entstand das Buch *Intuitive Medizin. Einführung in eine anthroposophisch ergänzte Medizin*[43], in dem mehr über diese Tatsachen des Menschseins ausgeführt wird.

Die vier Elemente und Krankheitstypen

Nun sei auf eine Konsequenz der Anerkennung und forschenden Beschäftigung mit der eben beschriebenen differenzierten Struktur unseres Leibes hingewiesen. Die vier Leibesbereiche können auch in einen Zusammenhang mit der alten Elementenlehre von Erde (fest), Wasser (flüssig), Luft und Feuer (Wärme) gebracht werden. Denn diese heute Aggregatzustände genannten Differenzierungen sind Bestandteile unserer verschiedenen Leibesglieder. Alles Feste in unserem Organismus entstammt den Gesetzmäßigkeiten des Stoffleibes, alles Flüssige denen des Lebens in diesem Organismus, das Luft- beziehungsweise Wärmeförmige der Seelen- beziehungsweise der Ich-Organisation. Und daraus wird ablesbar, daß es vier leibliche Grundtypen des Krankseins gibt, die mit Veränderungen dieser elementaren Strukturen der Leibesglieder zusammenhängen. Dem Stoffleib entsprechen danach die Verfestigungs- und Ablagerungskrankheiten, auch als Sklerosekrankheiten bezeichnet; dem Lebensbereich im Sinne seiner Schwächung entsprechen die vielfältigen Erschöpfungssyndrome und degenerativen Erkrankungen, in seinem Zuviel des Wucherns die Geschwulstbildungen; dem Luftförmigen entstammen die heute rasant zunehmenden Allergiekrankheiten und in dem Wärme-Ich-Leib bilden sich schließlich die Entzündungskrankheiten. Auch hierüber kann an anderer Stelle mehr nachgelesen werden.[44] In diesem Zusammenhang soll lediglich deutlich werden, daß die hier skizzierten differenzierten Beschreibungen des Menschenleibes nicht interessanten theoretischen Charakter haben, sondern von unmittelbarer praktischer Bedeutung sind und sich in der Medizin immer in der Dualität von Diagnose und Therapie verwirklichen.

Gewinnen wir die Möglichkeit, mit gleicher exakter Wissenschaftlichkeit auch die der heutigen Medizin noch nicht zugänglichen Bereiche des Leibes zu erforschen, zu beschreiben und in den diagnostischen Blick zu bekommen, so werden wir völlig

neue Felder für die Therapie entdecken, die auch solche Krankheiten bessern lassen und heilbar machen, die gegenwärtig noch
als unheilbar bezeichnet werden. Das neue »ergänzte« Menschenbild in der Medizin mit seinem Schwerpunkt, auf den
menschlichen Leib zu blicken, wird noch kaum abschätzbare
Konsequenzen für Diagnostik und Therapie haben. Auch da, wo
ein solches Menschenbild in einer anthroposophischen Medizin
schon zur Grundlage ärztlichen Handelns gemacht wird, sind
diese Veränderungen bisher nur anfänglich zu erahnen, aber
noch weit entfernt von dem, was sich daraus zukünftig entwik-
keln läßt. Das ist keine Kritik oder Geringschätzung der Bemü-
hungen dieser Medizin, sondern die schon von Rudolf Steiner
charakterisierte Wirklichkeit einer Entwicklung, die sich in großen Zeiträumen vollziehen wird.

Eine der markanten Schwächen unserer Zeit ist es, nicht wirklich in Zeiträumen zu denken, schon gar nicht in großen. Sieht
man aber einmal auf die Veränderungen im 20. Jahrhundert und
extrapoliert solche auf das kommende 21., denkt man gar vom
Mittelalter mit einem gleichen Zeitraum in die Zukunft und
überlegt die dann möglichen Veränderungen, so wird der Hoch-
mut einer vom Augenblick lebenden Wissenschaft doch vielleicht
überwunden werden von der Vorstellung, daß wir durch die Gesetzmäßigkeiten von Evolution real immer wie am Anfang stehen und es die wichtigste Voraussetzung für das Menschsein ist,
»sich immer strebend zu bemühen«.

Spiritualisierung der naturwissenschaftlichen Medizin

Für die Vertreter der klassischen naturwissenschaftlich-orientierten Medizin mag dieses Thema ein Greuel sein. Sofort werden Schreckgespenste wie Mystifizierung, Verlust von Exaktheit, Subjektivismus und anderes beschworen. Und natürlich wird der Vorwurf einer Weltanschauungsmedizin laut, wobei immer wieder übersehen wird, daß die Naturwissenschaft in der Medizin selbstverständlich *auch* auf einer Weltanschauung fußt, eben der eines mechanistischen Weltbildes und der von ihr ausschließlich akzeptierten Erkenntnisrealität im Sinnlich-Stofflichen. Sind Naturwissenschaften und Geisteswissenschaften mit Blick auf den Menschen wirklich unüberwindbare Gegensätze, die sich jeweils methodisch ausschließen? Üblicherweise wird das so gesehen, und mit Blick auf die jeweilige strenge Methodik ist das auch richtig. Auch hier war es Rudolf Steiner, der zeigen konnte, wie sich im menschlichen Denken die Brückenbildung, die Synthese bilden kann. Er nannte sein erkenntnistheoretisches Grundwerk *Philosophie der Freiheit* in einem Untertitel deshalb auch das Ergebnis »seelischer Beobachtungsresultate nach naturwissenschaftlicher Methode«.[45]

Ein Gegenbeweis der Behauptung von der Unvereinbarkeit beider Methoden ist auch in den naturwissenschaftlichen Forschungsresultaten Goethes zu finden, der in gedanklicher Auseinandersetzung mit seinem Freund Schiller, der wissenschaftlich auf der Philosophie Kants fußte, seine von diesem als Ideen bezeichneten Erkenntnisse dadurch als naturwissenschaftliche Tatsachen verteidigte, daß er auf Schillers Einwände antwortete: »Das kann mir sehr lieb sein, daß ich *Ideen* habe, ohne es zu wissen und sie sogar mit Augen sehe!«[46] Goethe sprach deshalb me-

thodisch von *anschauender Urteilskraft*, worin die Verbindung
beider Erkenntniswege verdeutlicht wird. Auch in dem Zitat des
Physiologen Professor Hans Schäfer (s. S. 106) spricht sich als
Ausgangspunkt für eine neue Medizin die Vereinigung von Intuition (Geisteswissenschaft) und Wissenschaft (Naturwissenschaft), die keine Gegensätze bilden dürfen, die sich zur Wirklichkeit ergänzen müssen, aus.

Mensch und Natur

Und dennoch existiert das Problem der Gegensätzlichkeit. So sind
Natur und Mensch in so hohem Maße Gegensätze, daß zum Beispiel im Menschen, will er gesund sein, nie Vorgänge äußere Natur sein oder werden dürfen. Alles im Menschen ist darauf eingerichtet, Naturvorgänge schon in ihrem Übergang in den Organismus zu vernichten und zu verwandeln. Heute wissen wir, daß
beispielsweise im gesamten Darmbereich als einem der wichtigsten Grenzorte des Organismus gegen die Außenwelt das Immunsystem so ausgeprägt vorhanden ist wie sonst nirgendwo im
Organismus. Diese grenzbildende Funktion gegenüber allem
Fremden (Nicht-Selbst) ist an diesem Ort besonders notwendig,
da hier durch die Ernährung ein direkter Berührungspunkt von
Natur und Mensch vorhanden ist.

Alle Naturgesetze, ja, die Natur selbst bildet Polarität zum
Menschen und ist für ihn »feindlich«. Bakterien, die im Darm
(der ja »Außenwelt« ist) dem Organismus nützen, werden sofort
krankmachend, wenn sie in den Organismus eindringen. Äuße-
res Licht wird dann für den Organismus schädigend, wenn er es
nicht verdaut. Und in dieser Verdauung liegt der Anteil im Immunsystem, den die Immunologie die natürliche Abwehr nennt.
Dieses Verhältnis der Natur zum Menschen charakterisierte
Goethe in seiner Schrift *Die Natur. Aphoristisch* in folgender
Weise: »Natur! Wir sind von ihr umgeben und umschlungen –

unvermögend aus ihr herauszutreten, und unvermögend tiefer in sie hinein zu kommen. Ungebeten und ungewarnt nimmt sie uns in den Kreislauf ihres Tanzes auf und treibt sich mit uns fort, bis wir ermüdet sind und ihrem Arme entfallen.

Sie schafft ewig neue Gestalten; was da ist war noch nie, was war kommt nicht wieder. – Alles ist neu und doch immer das Alte.

Wir leben mitten in ihr und sind ihr fremde. Sie spricht unaufhörlich mit uns und verrät uns ihr Geheimnis nicht. Wir wirken beständig auf sie, und haben doch keine Gewalt über sie.

Sie scheint alles auf Individualität angelegt zu haben und macht sich nichts aus den Individuen. Sie baut immer und zerstört immer und ihre Werkstätte ist unzugänglich.«[47]

Aber auch der Mensch ist im gleichen Maße gegen die Natur gerichtet, ist auch ihr »Feind«. Die Ernährung ist dafür ein zentrales Beispiel. Doch auch das Nutzen der Natur für den Wohnbau, die Kleidung, die Energiegewinnung und so weiter, sind ja nur Beispiele der unendlichen Möglichkeiten, wie der Mensch zu seinem Vorteil mit der Natur umgeht, sie verändernd, ja oft auch zerstörend. Daß wir im 20. Jahrhundert eine Entwicklung erlebt haben, in welcher der Mensch die Natur auch auszunutzen, zu vergewaltigen und sogar auszurotten begonnen hat, ist eine spezielle Entwicklung, deren Folgen noch unabsehbar sind. Phänomene wie Rachel Carsons Buch *Der stumme Frühling*[48], Greenpeace oder die gesamte Öko-Bewegung sind Ergebnisse dieser Art. Und in erster Linie die Industrialisierung der Erde muß als ein Faktor gesehen werden, der in einer Weise Natur zerstört, wie es in früheren Jahrhunderten undenkbar war. Wehrt sich die Natur durch die Katastrophen, die in den letzten Jahrzehnten immer sichtbarer, vielleicht auch häufiger und dramatischer geworden sind?

Und doch wird diese deutliche Gegensätzlichkeit wiederum katalysiert durch ein sich gegenseitig Helfen, ein Miteinander, ein Füreinander. Man denke nur an das Beispiel der Pflanzen, die unser giftendes Kohlendioxid, in dem die Menschheit allmählich ersticken müßte, aufnimmt und daraus Pflanzensubstanz schafft oder an den lebenspendenden Sauerstoff, den die Pflanze unserer Atemluft schenkt. Man denke an die Kultivierung der Natur und Landschaft, den Ackerbau, die Viehzucht, das Hegen und Pflegen der Natur durch den Menschen und wiederum als Antwort der Natur ihr Vermögen, dem Menschen Nahrung zu werden. Stoßen wir nicht wieder auf das Lebensgeheimnis, das in jedem Gegensatz (Entweder-Oder) auch das Einssein (Sowohl-als-Auch) zu finden ist?

Und in einem weiteren Gedankenschritt stoßen wir auf das Rätsel der Menschennatur selbst. Denn in dem Menschenstoff, der als Stoffleib organisiert ist, treffen wir auf ein viertes Naturreich, das die Natur von Mineral, Pflanze und Tier ergänzt. Hier erleben wir den Widerspruch oder Gegensatz des Leibes, der von den Eltern stammt, der nicht primär eigener ist und nach den Gesetzen der Genetik existiert, und der diesen durch Konzeption ergreifenden geistigen Individualität Mensch (Ich). Sie benutzt diesen Leib zur eigenen Entwicklung, ihn stofflich ständig verändernd und seine gegebenen Gesetzmäßigkeiten verwandelnd (Stoff-Wechsel). Es ist ein Manko der heutigen Medizin, daß diese offenbaren Gegebenheiten gegensätzlicher und sich ergänzender Bedingungen von Natur und Mensch, auch im menschlichen Organismus selbst, nicht wahrgenommen werden und deshalb auch nicht Teil der medizinischen Wissenschaft sind. Zu sehr stellt man sich inzwischen den menschlichen Organismus als Automat vor, in dem alle Vorgänge linear betrachtet werden, als daß auf jenes geheimnisvolle Mit- und Gegeneinander geachtet würde. Und doch lebt gerade der existentielle Mensch, der alles andere als ein Automat ist, ausschließlich in diesem Wechselspiel.

Es ist der erste Schritt zu einer Durchgeistigung der naturwissenschaftlichen Medizin, diese Bedingungen wieder zu entdecken, sie zu einem wissenschaftlichen Beobachtungsfeld zu machen und ihre Gesetzmäßigkeiten, das Zusammenwirken und das Auseinanderstreben ebenso exakt zu erforschen, wie es auf der Ebene des physisch-mechanistischen Denkens geschehen ist. Das setzt aber voraus, daß zu der bisher als einzigen anerkannten Erkenntnismethode solche hinzugewonnen werden, die den Bedingungen, in denen dann auch die seelischen und geistigen Gegebenheiten des Menschen wahrnehmbar werden, entsprechen. Es geht also nicht um die spekulative Annahme eines imaginären Geistigen, das sich mit dem Tatsächlichen verbinden müsse, sondern es geht unter Beibehaltung des primären Erkenntnisschrittes in der Naturwissenschaft, der exakten Beobachtung, darum, auch jene Existenzebenen des Menschen zum Beobachtungsobjekt zu machen, die sich unmittelbarer sinnlicher Wahrnehmung entziehen.

Erweiterung der Erkenntnismethode

Der entscheidende erste Schritt, den die zukünftige Medizin zu ihrer notwendigen Veränderung machen muß, ist anzuerkennen, daß für den Menschen mehr als die bisher exklusiv praktizierte Methode nötig ist, soll er in seiner Ganzheit wahrgenommen werden. Sie wird sich mit diesem Erkenntnisschritt jedoch schwertun. Vollzieht sie ihn aber nicht, wird er ihr von außen aufgezwungen werden. Sie wird in den alten Strukturen und Maximen nicht fortbestehen können.

Die analytisch-beweisende Erkenntnismethode

Die heute übliche Erkenntnismethode kann als analytisch-beweisende oder auch anorganische Methode charakterisiert werden. Sie arbeitet nach der Art des Uhrmachers, der ein Werk auseinandernimmt und in alle Teile zerlegt, um seinen Mechanismus und die ihm zugrundeliegende Konzeption (Idee) zu entdecken. Wobei die besondere Kunst immer darin besteht, diese Teile so zusammenzufügen, daß die Uhr anschließend wieder funktioniert. Durch dieses Vorgehen hat sich die Medizin heute zu einem speziellen Forschungsgebiet der Molekularbiologie entwickelt, in welcher unendlich kleine Einzelheiten und Vorgänge im menschlichen Organismus untersucht und definiert werden, die sich weitgehend direkter sinnlicher Beobachtung entzogen haben und nur durch High-Tech-Instrumentarien noch für den Forscher überhaupt zugänglich werden. Das hat zu einer unübersehbaren Detailkenntnis geführt, von der ohne Einschränkung behauptet werden kann, daß es keinen einzelnen Menschen mehr gibt, der all diese Details noch zusammenfassend überblickt. Das ist die eigentliche Ursache der Spezialisierung und Subspezialisierung. Deshalb kann es den Arzt für den ganzen Menschen nicht mehr geben, und dies hat schließlich auch zur Dominanz des Entweder-Oder geführt, weil ein wesentliches Element des wissenschaftlichen Vorgehens bei dieser Methode das Ausschlußverfahren ist, auch Falsifikation genannt.

Die Medizin des 20. Jahrhunderts hat auf diese Weise ein unglaublich detailliertes Faktenwissen angesammelt, steht aber vor der Tatsache, die Goethe im *Faust* seinen in den irdischen Belangen klugen Mephisto aussprechen läßt: »Dann hat er die Teile in seiner Hand, fehlt, leider! nur das geistige Band.«[49]

Wieder muß es als Tragik dieser Medizin bezeichnet werden, daß sie ohne schlaflose Nächte dazu übergehen konnte, dieses geistige Band nicht einmal zu vermissen. Erst in jüngster Zeit mehren sich die Stimmen, auf den geistigen Ursprung des Menschen, auf dieses geistige Band im Organismus wieder hinzuschauen. Die medizinischen Forscher stehen aber vor der scheinbar unlösbaren Aufgabe, dafür die richtige Methodik zu finden. Zu sehr haben sie die bislang vorherrschende Methode des analytischen Vorgehens ergriffen. Diese Methode ist aber letztlich nur für den Bereich annähernd geeignet, der im vorigen Kapitel als Stoffleib bezeichnet wurde.

Die anschauend-vergleichende Erkenntnismethode

Versuchen wir, den lebendigen Organismus zu begreifen, das Leben im Leibe als eigene Organisation mit eigener Gesetzmäßigkeit zu erfahren, entzieht es sich uns, wenn wir analytisch vorgehen. Hier muß die angemessene Erkenntismethode als eine anschauend-vergleichende charakterisiert werden. Die Begrifflichkeit zeigt bereits das Vorgehen. Werden die Befunde als objektive Aussagen einer analytisch-beweisenden Methode im wesentlichen unabhängig vom Arzt durch Apparate erhoben, muß er sich bei der anschauend-vergleichenden Erkenntnismethode selbst zum erkennenden »Apparat« machen.

Es ist interessant, im Rückblick auf das 20. Jahrhundert festzustellen, mit welcher Kunst in der Diagnostik in den ersten fünfzig Jahren diese Methode eine klinische Medizin erfüllte. Natürlich ist in diesem Zusammenhang »anschauen« ein übergeordneter Begriff für alle Wahrnehmungen, die der Mensch durch aktiven Einsatz seiner Sinnesorgane gewinnen kann. Dazu gehört neben dem Sehen und Hören, Riechen und Schmecken auch das Tasten, das Verstehen. In der Medizin hat die Herangehensweise im Kontext dieser Erkenntnismethode deshalb Namen wie Inspektion, Palpation und Auskultation, und es war für einen Arzt der ersten Hälfte des 20. Jahrhunderts selbstverständlich, Diagnosen am Menschen durch solche Beobachtungsinhalte, die durchaus instrumental unterstützt sein durften, zu gewinnen. Kein Arzt wäre damals auf die Idee gekommen, eine Diagnose primär durch Apparate erstellen zu lassen. Und wir stoßen auch auf die Tatsache, daß durch diese scheinbar subjektive Erkenntnisgewinnung ebenso Befunde erhoben werden, wie wir es durch die Apparatemedizin inzwischen gewohnt sind.

Natürlich scheint es unvorstellbar, daß Ärzte damals mit großer Sicherheit Lungen- oder Herzbefunde auskultatorisch sicherten, daß durch Inspektion der Zunge Rückschlüsse auf die Verdauungstätigkeit möglich waren, daß durch Palpation der Bauchorgane zum Beispiel eine Lebererkrankung definiert wurde. Und doch habe ich selbst im Übergang der klinischen zur apparativen Medizin noch die Kunst jener Kliniker erleben können und sie von ihnen gelernt. Dabei darf nie vergessen werden, daß solcherart gewonnene Befunde ein ständiges Üben, man könnte fast sagen Training voraussetzen, um die nötige Sicherheit einer Diagnosestellung auf diesem Weg zu gewinnen. Und genau an dieser Stelle muß der Blick erneut auf die Tatsache gerichtet werden, daß es sehr viele scheinbar objektive, durch Apparate erstellte Befunde gibt, die aber erst dann für die Medizin und den einzelnen Arzt oder Patienten relevant werden, wenn sie vom dafür spezialisierten Untersucher interpretiert werden. Es gibt noch keinen Automat, der ein Röntgenbild mit der Sicherheit und Souveränität auswertet, wie es durch den erfahrenen Radiologen geschieht. Es gibt noch kein Gerät, das die EKG- oder EEG-Kurve in einer Weise sicher interpretiert, wie es der erfahrene Kardiologe oder Neurologe kann. Und so ließen sich die Beispiele fortsetzen, die deutlich machen, daß die Scheinwelten sogenannter objektiver Befunde ständig durchdrungen werden vom Subjekt Mensch, der diese Befunde interpretiert, ordnet und in eine Systematik stellt.

Wesentlich für die anschauende Erkenntnismethode ist der in jedem Augenblick begleitende Vergleich, der entweder intraindividuell, das heißt auf den Menschen selbst bezogen ist, oder der interindividuell, das heißt zwischen unterschiedlichen Menschen gezogen wird. Im ersteren Fall ist eine Voraussetzung, daß der Mensch auch in seiner Gesundheit vom Arzt gekannt wird, um im Vergleich Unterschiedlichkeit durch Krankwerden oder Kranksein zu erkennen. Im zweiten Fall berühren wir Bereiche zum Beispiel der Verhaltensforschung, wo typische Eigenschaften des Menschen charakterisiert werden, etwa im Vergleich zum Tier, zu unterschiedlichen Rassen oder auch verschiedenen Altersstrukturen des Menschen, und wo das Typische immer in Vergleich gesetzt wird zum Individuellen. Denn bei aller Einmaligkeit und Besonderheit des einzelnen finden wir eben auch Typisches, das allen Menschen gemeinsam ist.

In der anschauend-vergleichenden Erkenntnismethode gewinnen wir darüber hinaus Einblick in Beziehungen des Organismus, die unmittelbarer sinnlicher Beobachtung nicht zugänglich sind. Das gilt besonders für das Funktionelle des Organismus, also seine Lebensstruktur, sowie für dessen Ausdruck, das Befinden oder die Befindlichkeit. Die Grundfrage zwischenmenschlicher Beziehungen »Wie geht es dir?« findet hier ihren Platz. Die

Antwort kann mir der andere direkt geben, ich kann sie aber auch aus meiner Anschauung selbst gewinnen.

Die physiognomisch-beschreibende Erkenntnismethode

Das leitet bereits über zu einer dritten Erkenntnismethode, die ich die physiognomisch-beschreibende nennen möchte. Durch sie kann ich Einblick in das Seelisch-Geistige im Organismus des Menschen gewinnen. Mit Physiognomie ist aller Ausdruck gemeint, der sich seelisch oder geistig im Organismus offenbart und für mich sinnlich anschaubar oder seelisch erlebbar wird. Dazu gehören Mimik, Sprache, Gestik, der Gang, aber natürlich auch die Gestimmtheit in ihrer Vielfalt wechselnder Stimmungen, das Temperament, die Launen eines Menschen, und schließlich gehört dazu im höchsten Maße das Offenbaren der Geistesgegenwart oder der Präsenz meines Gegenübers. Wie sicher kann ein geschulter Arzt aus dem Gangbild etwa auf eine Hüftgelenksarthrose oder ein partielles Gelähmtsein, zum Beispiel eine Fußheberschwäche und die ihr zugrundliegende Nervenstörung, schließen, wie sehr kann er aber auch aus diesem Gangbild auf das Gestimmtsein des Menschen schließen, eine gewisse Leichtigkeit, eine Ordnung, Sicherheit, Zielstrebigkeit und anderes. Und wie sehr kann sich im Gang schließlich auch die Ich-Ebene als Persönlichkeit offenbaren, die wir ja nur mit größter Scheu und Behutsamkeit in unsere Beobachtung aufnehmen dürfen, weil wir hier auf den sehr persönlichen und damit intimen Bezirk treffen. Es war mir selbst immer eine vortreffliche Übung, die Gelegenheit vieler notwendiger Flugreisen und den damit verbundenen Wartezeiten auf den Flughäfen zu nutzen, die Augen zu schließen und an dem gehörten Gang der Vorübereilenden oder auch nur -gehenden innerlich ein Bild entstehen zu lassen, wer da geht. Natürlich war beim Öffnen der Augen und dem Nachschauen des Vorbeigehenden die Übereinstimmung des Bildes mit der Realität nicht immer gegeben, aber je mehr ich übte, um so sicherer wurde der Eindruck. Es ist das entscheidende Spezifikum dieser ergänzenden Methode, daß sie den *Übenden* voraussetzt, der nicht etwas hat oder besitzt, das er in jedem Augenblick in gleicher Qualität anwenden kann, sondern der immer wieder seine Fähigkeit zum Erkennen schult, so wie jeder ernstzunehmende Musiker nie aufhören kann, täglich in großem Umfang zu üben, will er die Qualität seiner Kunst ständig auf höchstem Niveau erhalten.

Auf solche Weise kann sich eine zukünftige Medizin methodisch im Erkennen so erweitern, daß die Diagnose einen immer persönlicheren Charakter bekommt. Es ist eine Tatsache, daß bei hunderten von Kranken mit einem Magengeschwür, die ich gesehen und behandelt habe, kein Krankheitsverlauf mit dem anderen identisch war, weil selbst bei scheinbar gleichen Voraussetzungen die Krankheit durch die Person des Kranken modifiziert wurde. Auch deshalb ist es notwendig, eine solche persönliche Diagnose zu bilden, weil sich aus ihr dann die persönliche Therapie ableiten läßt. Eine der schlimmsten Fehlentwicklungen in der modernen Medizin ist die Normierung der Therapie, die noch mehr als die Diagnostik individuell sein muß. Man wird erst auf diese Weise zu neuen Entscheidungskriterien dafür kommen, welche unterschiedlichen Therapiemöglichkeiten bei einer bestimmten Krankheitssituation für diesen besonderen Menschen die Richtigen sind. Und es wird dann nicht mehr nur das Machbare vollzogen, sondern es wird jeweils geprüft, was davon für diesen Patienten richtig ist, was ihm in seiner Entwicklung durch die Krankheit dient. Solche Überzeugung für ein richtiges diagnostisches und therapeutisches Handeln in der Medizin setzt Erkenntnis- und Methodenpluralismus voraus.

Methodenpluralismus in Diagnostik
und Therapie

Eine der wichtigsten Forderungen an eine zukünftige Medizin
besteht darin, den Pluralismus unterschiedlicher Erkenntnis-
und Handlungsmethoden in den verschiedenen, sich ergänzenden Medizinsystemen aufzugreifen und zu einem gesunden
Ganzen zu verbinden. Daß hier eine Herkulesarbeit ansteht, die
Spreu vom jeweiligen Weizen zu trennen, soll nicht verschwiegen werden. Das gilt jedoch für jedes Medizinsystem, also auch
für die Schulmedizin. Es ist historisch eindrucksvoll, daß in der
interessanten Zeit zunehmender Kritik und auch Aufbruchstim-
mung am Ende der 70er Jahre der Ausschuß für Jugend, Familie
und Gesundheit des Deutschen Bundestages in Vorbereitung eines neuzufassenden Deutschen Arzneimittelgesetzes, das
schließlich am 1. Januar 1978 in Kraft trat, sich zu folgender Aussage veranlaßt sah:

»Nach einmütiger Auffassung des Ausschusses kann und darf
es nicht Aufgabe des Gesetzgebers sein, durch die einseitige Festlegung bestimmter Methoden für den Nachweis der Wirksamkeit
eines Arzneimittels eine der miteinander konkurrierenden Therapierichtungen in den Rang eines allgemein verbindlichen
›Standes der wissenschaftlichen Erkenntnis‹ und damit zum ausschließenden Maßstab für die Zulassung eines Arzneimittels zu
erheben. Der Ausschuß hat sich vielmehr bei der Beschlußfassung über die Zulassungsvorschriften, insbesondere bei der Ausgestaltung der Anforderungen an den Wirksamkeitsnachweis,
von der politischen Zielsetzung leiten lassen, daß sich im Zulassungsbereich der in der Arzneimitteltherapie vorhandene Wissenschaftspluralismus deutlich widerspiegeln muß.«

Die Überzeugung der Legislative führte in Deutschland zur

Anerkennung sogenannter »Besonderer Therapierichtungen«, von denen die anthroposophische Medizin, Homöopathie und Phytotherapie namentlich genannt sind.[50] Diese Therapierichtungen konnten dadurch eine damals nicht vorauszusehende Popularisierung erfahren, die zugleich auch einen erheblichen Fortschritt in Fragen der Forschung und Lehre bedeuteten. Wesentlich bei dieser Aussage des Bundesausschusses ist der Blick auf den »*vorhandenen* Wissenschaftspluralismus«, wodurch die Legislative dem Alleinvertretungsanspruch der naturwissenschaftlich-orientierten Medizin entgegentrat. In gleicher Weise wird heute dieses Thema auch von der Bevölkerung erlebt, sofern sie nicht in die damit verbundenen Wissenschaftsfragen aktiv eingebunden ist. Folgt man seriösen Meinungsumfragen, ist die Akzeptanz und Nachfrage nach komplementärer Medizin in den letzten Jahrzehnten in Deutschland nachhaltig getiegen. Mangel herrscht allerdings an ausreichender Forschungs- und Lehrkapazität, da sich die Universitäten diesen Wissenschaftsgebieten noch weitgehend verschließen.

Methodenpluralismus heißt also, sich einzulassen auf unterschiedliche Medizinsysteme, die über die vom Gesetzgeber aufgeführten Besonderen Therapierichtungen hinaus so vielfältig sind, daß sie im einzelnen nicht aufgezählt werden können. Erwähnung fanden schon verschiedentlich die aus fernöstlichem Denken stammenden Systeme der Ayurveda, der traditionell chinesischen oder tibetanischen Medizin, erwähnt wurde die Akupunktur, nicht zu vergessen auch die aus Mitteleuropa stammenden Lehren der Kneipptherapie, der Diätetik oder der klassischen Naturheilverfahren. Läßt man sich auf diese Vielzahl unterschiedlicher Methoden ein, so wird man sowohl in der Diagnostik als auch in der Therapie zahlreiche Unterschiede aber auch viel Gemeinsames finden. Und zusätzlich erhebt sich die Frage, inwieweit die jeweilige Medizin für den Kulturraum, aus dem sie stammt, spezifisch ist und sich darauf im wesentlichen beschränken müßte, oder ob im Zeitalter der Globalisierung die Medizinsysteme unabhängig von ihren Wurzeln Allgemeingültigkeit erlangen.

Diagnostischer Pluralismus

Blicken wir zunächst auf die Diagnostik. Die Schulmedizin ist hier im wesentlichen geprägt durch die objektivierende Befunddiagnostik, die vor allem technisch-apparativ vermittelt wird, obwohl in der ersten Hälfte des 20. Jahrhunderts in der klassisch-klinischen Medizin die Diagnostik am Patienten selbst durch den Arzt oder Therapeuten zu einer vollständigen naturwissenschaftlich-orientierten Medizin gehörte. Dennoch dominiert heute der eher abstrakte Befund, der durch Laboruntersuchungen, bildgebende Verfahren oder Ableitung elektrischer Potentiale (zum Beispiel EKG, EEG) gewonnen wird. Intuitive Fähigkeiten des Untersuchers haben dabei nur noch eine nachrangige Bedeutung, obwohl bei allen interpretativen Verfahren, zum Beispiel in der Deutung eines Röntgenbildes oder eines Elektrokardiogramms, ein solcher Anteil im Diagnostizieren noch vorhanden ist. Die Diagnose ist aber nur noch selten eine Ganzheit. Meistens setzt sie sich aus verschiedenen Resultaten zusammen, die nebeneinandergestellt keinen Zusammenhang erkennen lassen und deshalb auch zu der häufig benutzen Formulierung führen, daß Menschen »multimorbid« sind, was nichts anderes heißt als mehrfach krank. Ist der Mensch aber als Ganzes im Kranksein nicht auch eine Ganzheit? Liegt nicht einer unterschiedlichen Symptomatik in unterschiedlichen Organen oder Geweben doch etwas wie eine Einheit zugrunde?

Ganz anders ist das diagnostische Vorgehen in der Homöopathie. Mit großem Zeitaufwand und subtiler Fragetechnik werden alle nur denkbaren Krankheitssymptome mit Bezug auf Tages- oder Jahreszeiten, Konstitution und Temperament zusammengetragen, damit sich ein hochindividuelles und doch wiederum typisches Symptomenbild ergibt, das nun in Kongruenz zu einem entsprechenden Arzneimittelbild gebracht wird. Dabei ist es eine notwendige Voraussetzung, daß der Arzt die Fülle der unterschiedlichen und sich in den Symptomen dennoch vielfältig überschneidenden Arzneimittelbilder überblickt und einzusetzen weiß, so daß sich in der Anamneseerhebung immer mehr die Übereinstimmung mit einem bestimmten Arzneimittelbild herauskristallisiert, das dann den Weg zur Therapie begründet. Natürlich wurde längst versucht, dieses sorgfältige, kunstvolle Erforschen durch Fragebögen zu ersetzen und die Suche nach optimaler Übereinstimmung mit dem Arzneimittelbild dann dem entsprechend programmierten Computer zu überlassen. Die Praxis zeigt jedoch immer wieder, daß beide Wege unendlich armselig sind, vergleicht man sie mit der Anamnesekunst eines klassischen Homöopathen. Es ist bezeichnend, daß dieser Aufwand einer homöopathisch erhobenen Anamnese heute in der Gebührenordnung für Ärzte eine besondere Berücksichtigung gefunden hat, da eine solche meist in mehreren Sitzungen erfolgende Arbeit sehr zeitaufwendig ist.

Ein Manko der homöopathischen Medizin kann darin gesehen werden, daß der individuelle Mensch nicht als solcher, sondern nur in der Besonderheit seiner Symptomatik erfaßt wird. Deshalb spricht der Homöopath zum Beispiel auch von der Pulsatilla-Frau oder dem Arnika-Mann. Die eigentliche Besonderheit der Individualität, der biographische Bezug zum Kranksein, wird dagegen nicht berücksichtigt. Das heißt natürlich nicht, daß ein solcherart arbeitender Arzt diese Gesichtspunkte für sich nicht doch wichtig nimmt und in sein ärztliches Handeln einbaut. Es ist aber Tatsache, daß die homöopathisch-medizinische Methode ein eigenständiges Menschenbild nicht entwickelt hat.

Anders ist das in der anthroposophischen Medizin. Sie ist in ihrem Selbstverständnis eine Synthese aus naturwissenschaftlich-orientierter und geisteswissenschaftlich-begründeter Medizin. Das bedeutet, daß die diagnostischen Methoden einer naturwissenschaftlich-orientierten Medizin selbstverständlich auch benutzt werden, allerdings mit dem Schwerpunkt ärztlicher Diagnosekunst durch Inspektion, Palpation, Auskultation und so weiter am Patienten selbst. Die im vorigen Kapitel beschriebenen drei von der Beobachtung ausgehenden Erkenntnismethoden gehören jeweils zum täglichen Arsenal des Arztes, der im Sinne der anthroposophischen Medizin arbeitet. Seine diagnostische Methode hat aber zusätzlich noch eine geisteswissenschaftliche Dimension, die durch meditative Schulung erworben und erfahrbar gemacht werden kann. Rudolf Steiner nannte die auf diesem Wege zu gewinnenden Erkenntnisbereiche imaginativ, inspirativ und intuitiv. Das über die leiblichen Sinnesorgane nicht Erfahrbare des Leibes, der in ihm wirkenden Seele und des alles durchgreifenden Geistes wird auf diesen Wegen »übersinnlich« erfahrbar. Daß nach eigenen Erfahrungen und Kenntnissen diese Wege noch zukünftigen Charakter haben und daß wohl die meisten in dieser Art diagnostizierenden Ärzte hier erst noch sehr anfängliche Möglichkeiten besitzen, kann kaum bestritten werden.

Und doch stecken in jedem Menschen die Anlagen, solche Wahrnehmungsorgane für geisteswissenschaftliche Erkenntnisse durch Imagination, Inspiration und Intuition zu entwickkeln.[51] Wieder ist dabei der Übende gefragt. Der Blick in die Biographie des Menschen, rückwärts gerichtet in seine Vergangenheit und Präexistenz (Anamnese im umfassenden Sinne), vorwärtsgerichtet in die Zukunft, die Zielgebung und auch Postexistenz (Prognose), hat für die anthroposophische Medizin eine zentrale Bedeutung.

Die Evolutionsidee der Anthroposophie trägt in sich die Gesetzmäßigkeit der Reinkarnation, die Tatsache sich immer wiederholender Erdenleben im Wechsel mit einer langen, rein geistigen Existenz. In Verbindung damit steht der Schicksalsgedanke (Karma), welcher der heutigen wissenschaftlichen Überzeugungen, daß alles nur aus Zufall beziehungsweise Notwendigkeit geschieht, konträr gegenübersteht. In der anthroposophischen Medizin wird deshalb immer auch die Frage auftauchen, in welchem sinnvollen Zusammenhang mit dem Leben beziehungsweise dem Lebensplan eines Menschen eine bestimmte Krankheit auftritt, was er durch sie lernen oder sich erwerben will, was das Ziel einer Heilung wäre. Krankheit ist somit immer auch eine Frage und Diagnostik vor allem das *Aufspüren* dieser Frage. Die wirkliche Therapie liegt dann darin, die richtige Antwort auf diese Frage zu finden.

Die dritte vom Gesetzgeber benannte Besondere Therapierichtung, die Phytotherapie, hat keinen eigenen diagnostischen Weg. Sie ist weitgehend naturwissenschaftlich-orientiert und arbeitet ideal im Sinne einer klassisch-klinischen Medizin. Im allgemeinen benutzt sie die typische Diagnostik der Schulmedizin.

Wieder anders diagnostiziert eine psychosomatische Medizin, die sich in ihrem somatischen Anteil schwerpunktmäßig an der Symptomatik der Befindlichkeit orientiert, um diese in den Zusammenhang mit einer ihr zugrunde liegenden psychischen Wurzel zu bringen. Dafür wird methodisch im weitesten Sinne das Gespräch genutzt, wobei dessen Techniken ganz unterschiedlich sein können. Analytischen Methoden stehen assoziative gegenüber, die jeweilige Einfühlsamkeit (Empathie) des Fragenden spielt eine entscheidende Rolle. Die technische, apparative Diagnostik ist in der Psychosomatik nur eine Randerscheinung. Deshalb hat sie es immer noch schwer, als gleichrangiges Wissenschaftsgebiet in der naturwissenschaftlich-orientierten Medizin Anerkennung zu finden.

Ganz anders stellt sich der diagnostische Weg in den fernöstlichen Medizinen dar, die auf eine jahrtausendealte Überlieferung zurückblicken. Yin und Yan, die Windelehre, eine besondere Konstitutionslehre zum Beispiel in der chinesischen Medizin, das Bewußtsein ganz bestimmter Energiestraßen, sogenannter Chakren, oder das Yoga in der indischen Medizin, auch deren Pulsdiagnostik seien hier nur beispielhaft genannt.

Die Lehre von der Akupunktur wiederum bildet an der

menschlichen Oberfläche eine Geographie von Meridianen, die mit der inneren Gestaltung des Organismus kommunizieren und im jeweils energetischen Austausch stehen. Ähnlich beschrieb der englische Neurologe Sir Henry Head (1861–1940) bestimmte Zonen auf der Haut, die mit inneren Organen korrespondieren. Sie wurden nach ihm Head'sche Zonen genannt.

Die Aufzählung dieser diagnostischen Möglichkeiten und Verfahren ist weit davon entfernt, vollständig zu sein. Es ist hier auch nur eine allgemeine Charakteristik beabsichtigt, um die Vielfältigkeit und die Besonderheiten anklingen zu lassen, die für eine zukünftige Medizin Voraussetzung sein können, den jeweils für den einzelnen angemessenen und möglichst idealen diagnostischen Weg zu finden. Auch auf diesem Gebiet wird es niemanden geben, der alle Möglichkeiten vollständig in sich zusammenschließt, auch hier wird Schwerpunktbildung oder gar Spezialisierung unvermeidlich sein, was aber als Ausgleich die Intensivierung einer Zusammenarbeit fordert.

In Zukunft wird es darum gehen, daß ganz unterschiedliche Möglichkeiten und Wege beachtet und gegenseitig anerkannt werden, daß in Achtung des anderen und im Interesse an seinem Tun ein Miteinander anstelle vordergründigen Gegeneinanders tritt, das nicht selten sogar in Kampf ausartet. Man sollte sich daher immer bewußt machen, daß die Diagnose ausschließlich »Mittel zum Zweck« ist, was aber konkreter heißen muß: unabdingbare Voraussetzung für eine wirksame Therapie. Die Unsitte, davon auszugehen, ein Mensch könne bereits befriedigt sein, eine richtige Diagnose zu haben, auch wenn daraus keine Therapie folgt, muß als unärztlich und unethisch bezeichnet werden. Und doch ist eine solche Situation keineswegs selten. Andererseits kann auch nicht übersehen werden, wie oft heute Therapien durchgeführt werden, denen keine wirkliche Diagnostik vorausgegangen ist, die auf keiner wahren Diagnose aufbauen.

Therapeutischer Pluralismus

Diagnostischer Pluralismus ist die eine Seite, therapeutischer die andere. Und niemand kann sagen, der eine oder andere sei wichtiger. Beide sind bei richtigem Vorgehen rational verbunden und damit auch begründbar. Dies ist eine unverzichtbare Grundforderung unserer Zeit und an jede zukünftige Medizin, will sie eine Wissenschaft sein.

Man findet heute häufig das Zitat »Wer heilt, hat recht«. Dies ist eine nicht ungefährliche, plakative und scheinbar alles Handeln rechtfertigende Behauptung, der man auf diesen kurzen Nenner gebracht sicher so nicht folgen kann. Es sei denn, es würde dabei vorausgesetzt, daß neben den sichtbaren und meßbaren Vorgängen in einer Heilung auch die unsichtbaren berücksichtigt und Veränderungen wahrgenommen werden, welche die spirituelle Dimension des Menschen erfassen.

Aus der Psychologie stammt unser Wissen der Verdrängung. Längst schon müßte in der Medizin bewußt geworden sein, daß solches Verdrängen auch auf körperlicher Ebene möglich ist. Der Arzt kann durch eine falsche Therapie eine Krankheit von einem bestimmten Ort im Organismus an einen anderen vertreiben, wobei es überwiegend so ist, daß die dann dort neu »ansässige« Krankheit keineswegs sofort bemerkt wird. Als ein Beispiel sei auf den Übergang eines Heuschnupfens in das Asthma bronchiale verwiesen. Oft können lange Zeiträume vergehen, bis sie wieder in die Sichtbar- und Erlebbarkeit tritt. In der Schulmedizin werden Therapiewirkungen heute ja bereits schon dadurch gesetzmäßig charakterisiert, daß die dabei erwünschten Wirkungen von nicht-erwünschten begleitet werden. Man spricht dann von Nebenwirkungen oder im schlimmeren Fall von iatrogenen Krankheiten.

Eine zukünftige naturwissenschaftlich-spirituelle Medizin sollte aber weiterfragen dürfen und müssen. Ist es nicht auch denkbar, daß eine Krankheit einem Menschen nur deshalb genommen werden kann, weil sie auf einen anderen übertragen wird, daß sie also »vertrieben« und nicht überwunden wird? Natürlich wird sich der vordergründige Verstand gegen eine solche Überlegung vehement auflehnen, aber ist das Grund genug, über diese Möglichkeit nicht nachzudenken? Die amerikanische Psychologin Edith Fiore hat beispielsweise als ihre eigene, diagnostisch durch Hypnose gewonnene Erfahrung bei der Untersuchung vieler Patienten und nach immer wieder durchgeführten Überprüfungen ihrer Resultate mitgeteilt, daß sie als Ursache von unterschiedlichen Symptomen ohne organisches Korrelat wie geschwächte Antriebskraft, Charakterveränderungen oder unerklärlichen Gefühlsschwankungen, Hören innerer Stimmen, Zerfahrenheit, depressiven Verstimmungen, plötzlichen Erregungen et cetera herausfand, daß diese Patienten von Seelen verstorbener Menschen besetzt waren, die ihren eigenen Tod nicht realisierten. In direkter Konsequenz sah sie es als ihre therapeutische Aufgabe an, solchen Seelen zu vermitteln, daß sie gestorben waren und nun eine andere Form der Existenz suchen müßten als durch einen Leib. Sie berichtet über erstaunliche Heilerfolge mit dieser diagnostisch-therapeutischen Methode.[52]

Und noch ein Aspekt wird den Leser vermutlich in Aufruhr versetzen, weil diese Gedanken zunächst natürlich schwer verdaulich sind und sich der moderne Verstand gegen sie auflehnt. Kann es nicht auch Krankheiten geben, die so zu der Persönlichkeit eines Menschen und seiner Verwirklichung gehören, daß man sie nicht heilen *darf*, weil das dann bedeuten würde, sie der Entwicklung dieses Menschen zu nehmen? Wären viele Biographien bedeutender Menschen – oft Künstler – denkbar ohne den schöpferischen Bezug zu ihrem spezifischen Kranksein? Nehmen wir als Beispiele van Gogh, Mozart oder Rilke. Letzterer verweigerte sich dem Psychiater Emil Freiherr von Gebsattel entschieden, der ihn nach einer Analyse, durch »das große Aufgeräumtsein« wieder »gesund« machen wollte. Nach einer gewissen Bedenkzeit antwortete Rilke ihm unter anderem: »Nämlich, ich bin über die ernstesten Erwägungen zu dem Ergebnis gekommen, daß ich mir den Ausweg der Analyse nicht erlauben darf, es sei denn, daß ich wirklich entschlossen wäre, jenseits von ihr, ein neues (möglicherweise unproduktives) Leben zu beginnen [...], so daß ich, strenggenommen, keinerlei Änderung wünschen kann, keinen Eingriff von außen, keine Erleichterung. [...] Vielleicht sind gewisse meiner neulich ausgesprochenen Bedenken sehr übertrieben; so viel, wie ich mich kenne, scheint mir sicher, daß, wenn man mir mein Teufel austriebe, auch meinen Engeln ein kleiner, ein ganz kleiner (sagen wir) Schrecken geschähe, – und – fühlen Sie – gerade darauf darf ich es auf keinen Preis ankommen lassen.«[53] Doch möchte ich die Irritation des nüchternen Verstandes hier erst einmal beenden. Wenden wir uns den verschiedenen therapeutischen Methoden und Möglichkeiten ebenso zu wie zuvor den diagnostischen.

Die Therapie in der Schulmedizin folgt methodisch den mechanistisch-kausalen Vorstellungen. Ein für die Infektion verantwortlicher Erreger, Bakterium oder Virus, muß beseitigt werden. Nach der eigentlichen Ursache, warum ein solcher Erreger im Organismus an der Immunabwehr vorbei seinen Platz finden konnte, wird nicht gefragt. Auch die immer wieder seit Jahrzehnten gemachte Erfahrung, daß Bakterien nach ihrer Ausrottung in kürzeren oder längeren Zeitabständen beispielsweise als Harnwegsinfekte wieder auftreten, hat diese Vorgehensweise nicht beeinflußt. Und das gewichtige Wort des Hygienikers Professor Max von Pettenkofer, »Der Erreger ist nichts, das Terrain ist alles«, wurde längst vergessen.

Eine Herzrhythmusstörung wird ähnlich wie ein Wackelkontakt im elektrischen Leitungssystem gesehen und entsprechend – wenn auch chemisch – dadurch behoben, daß die Leitung abgeschaltet wird. Das ist beispielsweise – wenn auch grob vereinfacht – das Prinzip der Beta-Blocker. Folgerichtig konnte man als Titel eines diesem Thema gewidmeten Fachkongresses lesen: »Therapie der Herzrhythmusstörungen – Von der Pille zur Steckdose?«!

Eine Kreislaufdysregulation mit ständig wechselnden Blutdruckbefunden und starker Tendenz zu überhöhten Werten (labiler Hypertonus) wird dadurch beeinflußt, daß das regulierende hormonale System chemisch gehemmt wird (ACE-Hemmer). Wieder wird dabei nicht nach der *eigentlichen* Ursache gefragt, wobei interessanterweise für den Bluthochdruck bei über 90 % der Betroffenen auch keine organische Ursache feststellbar ist. Deshalb wird dieser Hypertonus auch essentiell oder idiopathisch genannt.

Beim jugendlichen Diabetes mellitus wird substituiert, eine überschießende Schilddrüsenfunktion medikamentös gebremst. Und immer wieder fällt auf, daß eine Ursachenforschung im eigentlichen Sinne nicht erfolgt.

Das hierfür verantwortliche Forschungsgebiet, die Pharmakologie, arbeitet im wesentlichen durch Laboruntersuchungen (in vitro) oder durch das Tierexperiment (in vivo), wobei schon erwähnt wurde, mit welcher Leichtfertigkeit an solchen Versuchstieren gewonnene Erfahrungen auf den Menschen übertragen werden. Dabei ist längst bekannt, daß es viele Humankrankheiten gibt, die beim Tier nicht auftreten. Und die Besonderheit der Individualität Mensch ist am Tier erst recht nicht überprüfbar!

Die Arzneimitteltherapie der Schulmedizin ist heute im wesentlichen symptomatisch und äußerst selten kausal, also auf die wirkliche Ursachenbeseitigung gerichtet. Auch das hat dazu geführt, von Heilung kaum noch zu sprechen. Oder es werden Kriterien einer Heilung geschaffen, die beispielsweise bei der Krebstherapie von der Überlebenszeit abhängig gemacht wird, ohne dabei zu berücksichtigen, von welcher Qualität eine solche Zeit geprägt war. Diese kritische Darstellung soll nicht bedeuten, daß die eindeutigen Erfolge dieser Therapie nicht anerkannt oder gar ignoriert werden. Sie liegen aber schwerpunktmäßig in der Intensiv- und Notfallmedizin. Da, wo der Organismus jede eigene Regulations- und Steuerungsmöglichkeit verloren hat, sind diese unmittelbar wirkenden direkten Eingriffe täglich lebensrettend!

In der Behandlung von chronischen Krankheiten zeigt diese Therapie dagegen ihre Begrenztheit und oft auch – besonders bei neuen, iatrogenen Krankheiten – ihre Gefährlichkeit.

Ein weiteres wichtiges therapeutisches Feld ist die Chirurgie. Erstaunlicherweise werden deren Ergebnisse keineswegs in demselben streng methodischen Sinne überprüft, wie es für eine Arzneimitteltherapie als sogenannter Goldstandard ständig gefordert wird. Wo sind die »doppelblinden«(!), kontrollierten und randomisierten Studien, die unterschiedliche chirurgische Verfahren daraufhin überprüfen, welches das wirksamste und somit ausschließlich durchzuführende ist? Hat man etwa bei der Einführung der »minimal-invasiven-Chirurgie« durch laparoskopische Techniken erst einmal durch Langzeit- und große multizentrische Studien überprüft, ob solche Verfahren den bis dahin durchgeführten Techniken wirklich überlegen sind, wo sie Alternativen bieten oder auch Nachteile haben? Es ist immer wieder erstaunlich festzustellen, wie wesentlich die Faktoren Erfahrung und Eigeninitiative in der Chirurgie dafür verantwortlich sind, welche Methodik sich langfristig etabliert. Das gilt besonders auch für die heute so außerordentlich erfolgreiche Unfallchirurgie. Im Grunde genommen ist die Chirurgie innerhalb der modernen Medizin ein ständiges Beispiel, daß man sichere Erkenntnisse auch auf anderen Wegen gewinnen kann, als es für die Arzneimitteltherapie fast dogmatisch gefordert wird. Da wird mit zweierlei Maß gemessen!

Es ist sicher auch wenigen Lesern bewußt, daß die eindeutig wirksame Therapie mit Antibiotika nur in wenigen Ausnahmen auf den Wegen kontrollierter, doppelblinder Studien überprüft wurde oder auch überprüfbar war. Man denke nur an den Versuch, einen »Typhus abdominalis« in einer Versuchsreihe entweder mit einem wirksamen Antibiotikum oder mit einem Placebo zu behandeln und dann die dabei gewonnenen Ergebnisse miteinander zu vergleichen! Und wesentlich ist ferner die Erkenntnis, daß alle Ergebnisse, die durch anerkannt sehr gute, kontrol-

lierte Studien gewonnen wurden, immer nur einen Annähe-
rungswert des Erfolges solcher Therapie geben, der auf die Wirksamkeit beim einzelnen, konkreten Patienten jedoch nicht über-
tragbar ist. Jeweils haben wir nur eine höhere oder niedrigere
Wahrscheinlichkeit, daß eine solche Therapie wirkt. Das Zufalls-
prinzip bleibt Methode!

Sachlich muß festgestellt werden, daß die Therapierichtung
der naturwissenschaftlich-orientierten Medizin im wesentlichen
eine manipulative ist und nicht darauf ausgerichtet, das im Körper vorhandene Selbstheilungspotential zu nutzen. Viele dieser
Therapien sind deshalb lebenslang notwendig, wenn sie einmal
begonnen wurden. Sie führen zu Gewöhnungen und Abhängig-
keiten und schaffen nicht selten die Problematik, sie nicht beenden zu können, wenn man es will. Denn dann rebelliert der Organismus im Entzug solcher Mittel. Die Beta-Blocker oder Psychopharmaka sind dafür typische Beispiele.

Andererseits darf nicht übersehen werden, daß es vor allem
akute Situationen im Organismus gibt, in denen solche Manipu-
lationen erforderlich sind, um beispielsweise Zeit zu gewinnen,
andere therapeutische Strategien einzusetzen. Es muß dennoch
immer deutlicher bewußt werden, daß die Therapieprinzipien der
Schulmedizin keineswegs das gesamte Spektrum abdecken, das
die Vielseitigkeit von Krankheiten und des individuellen Krankseins erfordert. Und hier finden wir wieder die ergänzenden
Möglichkeiten anderer Medizinsysteme. Der Therapie-Pluralis-
mus wird im Interesse der Wissenschaft und des Patienten gebraucht.

Die Homöopathie wurde durch das diagnostische Aufsuchen
des richtigen Arzneimittelbildes aus der Symptomatik des Patienten in ihrem therapeutischen Vorgehen schon charakterisiert. In der heute »klassisch« genannten Homöopathie, die sich
nach wie vor auf die Lehre Samuel Hahnemanns bezieht, ist die
Therapie mit einem einzigen Arzneimittel das ideelle Ziel. Und
man kann immer wieder voll Hochachtung miterleben, wie ein

klassisch arbeitender Homöopath mit einem einzigen Arzneimittel große Wirksamkeit, ja Heilung erreicht. Hier ist Medizin
wieder Heilkunst, denn ohne zumindest handwerkliche Kunst,
oft aber auch wirkliche Intuition, sind solche Erfolge kaum zu
erzielen. Viel häufiger wird heute allerdings die sogenannte
Komplex-Homöopathie benutzt, in welcher verschiedene homöopathisch deklarierte Heilmittel als fertige (fixe) Kombina-
tionen verwendet werden. Bei dieser ist es sehr schwierig, Ratio
zu bilden oder Krankheitsverständnis (Diagnose) und Therapie
begründet zu verknüpfen. Immer wieder schleicht sich die Vorstellung ein, daß hier mit dem Schrotkugelprinzip gearbeitet
wird. Natürlich ist es sehr viel wahrscheinlicher, ein fliegendes
Objekt mit einer Schrotladung zu treffen als durch die einzelne
Kugel. Es ist nicht zu bestreiten, daß solche Kombinationsmittel
der Homöopathie Wirksamkeiten zeigen, doch ist die Durchschaubarkeit (Ratio) ihrer Wirkung im Organismus im Vergleich mit dem Einzelmittel sehr viel schwieriger oder gar unmöglich.

In der Pharmakologie spielt immer häufiger die Frage nach
Wechselwirkungen verschiedener Arzneistoffe eine bedeutsame
Rolle, und es ist offensichtlich keine Frage, daß es viele solcher
Stoffe gibt, die sich gegenseitig in ihren Wirkungen behindern
oder auch – keineswegs immer erwünscht – verstärken. Die Er
forschung dieser Wechselwirkungen (Interaktionen) steht auch
in der Schulmedizin oft noch am Anfang, in der Homöopathie ist
sie fast ebensowenig anzutreffen wie beispielsweise in der Phytotherapie, denn auch dort werden Kombinationsarzneimittel eingesetzt. Das gilt nicht für die freie Rezeptur eines Arztes, der aus
seinem individuellen Verständnis einer bestimmten Krankheitssituation bestimmte Arzneipflanzen oder mineralische Arznei-
komponenten durch die Rezeptur miteinander verbindet, wobei
auch hier Voraussetzung sein muß, daß er die jeweilige Rezeptur
begründen kann. Wenn nun aber in solchen Kombinationsarz-
neimitteln nicht selten zehn oder mehr Einzelbestandteile ent-

halten sind, wenn von der gleichen Arzneisubstanz unterschiedliche Potenzierungsstufen zusammengefügt und als Homakkord bezeichnet werden, bewegen wir uns sehr rasch außerhalb jeglicher Ratio in der Medizin.

Selbstheilungspotentiale im Organismus

Fragen wir nach dem Wirkprinzip in der Homöopathie, so stoßen wir auf das von der Schulmedizin so vernachlässigte Gebiet der Selbstheilungspotentiale im Organismus, die im Kapitel über ein zukünftiges Menschenbild in der Medizin vor allem als Regulations- und Steuerungsvorgänge charakterisiert wurden. Seit die Immunologie ein zunehmend unverzichtbares Ingredienz medizinischer Wissenschaft geworden ist, kann keine Medizin mehr ignorieren, daß in jedem Organismus ein Potential existiert, welches die Alten auch »Selbstheilungskraft« nannten. Ist diese nicht tagtäglich beim Heilen einer Wunde oder eines gebrochenen Knochens unmittelbar wahrzunehmen?

Es ist in diesem Zusammenhang interessant, daß die Medizin des 20. Jahrhunderts durch ihren expansiven therapeutischen Eifer keine Vorstellung mehr davon hat, welches Selbstheilungspotential bei welchen Krankheiten eigentlich existiert. Schon im 19. Jahrhundert entstand ein »therapeutischer Nihilismus« (Wiener Medizinische Schule), weil Untersuchungen gezeigt hatten, daß die Sterbehäufigkeit bei der Lungenentzündung völlig unabhängig davon war, ob überhaupt und wie behandelt wurde. Auch heute noch gibt es Krankheiten wie beispielsweise die akute Leberentzündung (Hepatitis), die je nach Virusart mehr oder weniger häufig ohne Therapie, das heißt spontan ausheilt. Für die sogenannte Hepatitis A gilt das für über 99 % aller Erkrankungen, für die Hepatitis B immerhin für mehr als 90 %, für die Hepatitis C allerdings für maximal nur 30 oder 40 %. Schon ein alter Spott charakterisierte die Ausheilungszeit eines banalen Schnupfens ohne Behandlung mit vierzehn Tagen, mit Behandlung durch den Arzt in zwei Wochen.

Viel Aufregung herrscht derzeit um Veröffentlichungen von Spontanheilungen bei bestimmten Krebserkrankungen. Dabei wird gerade hier die Frage deutlich, ob der Begriff »spontan« bedeutet: »ohne Therapie«, oder nur ohne die von der Schulmedizin angebotene, manchmal aber auch nicht effektive Therapie. Denn gerade in der Literatur zu Spontanheilungen bei der Krebskrankheit wird immer hervorgehoben, daß sich die Betroffenen aus eigener Kraft gegen ihre Erkrankung stellten und sie überwanden. Viele Arzneimittelstudien haben auch unter kontrollierten, ja doppelblinden Bedingungen gezeigt, daß die jeweilige Einstellung des Arztes oder auch des Patienten zur jeweiligen Therapie von großer Bedeutung ist. Glaubt der Arzt oder der Patient an die Therapie, ist sie eindeutig wirksamer als wenn ihr skeptisch begegnet wird. Deshalb ist es auch unwissenschaftlich, wenn Kritiker komplementärer Medizinsysteme deren Therapien dadurch abwerten wollen, daß sie sagen: »Die hilft vielleicht, wenn man daran glaubt.«

Das Ganze ist mehr als die einzelnen Teile

Viele komplementäre Therapiemethoden gehen von der Vorstellung aus, energetische Potentiale zu beeinflussen; sie anzuregen, wenn sie zu schwach sind, sie zu dämpfen, wenn sie im Übermaß auftreten, oder sie an den richtigen Ort zu leiten, wenn sie am falschen tätig werden. Eine solche Denkvorstellung ist durchaus berechtigt, doch fehlen bisher exakte und überprüfbare wissenschaftliche Nachweismethoden, die sie rational begründbar machen. Es ist meine Überzeugung, daß eine zukünftige Medizin Rationalität in sich tragen muß. Sie braucht in ihrem diagnostischen und therapeutischen Handeln eine Ratio, eine Durchschaubarkeit, um damit auch das durchaus individuelle Vorgehen im Einzelfall begründbar zu machen. Daß solche Ratio nicht nur experimentell, sondern durchaus auch intuitiv gewonnen werden kann, ist in diesem Zusammenhang und mit Blick auf das Anliegen dieses Buches selbstverständlich.

Die Phytotherapie verwendet Arzneimittel aus Pflanzen, wobei entweder die ganze Pflanze oder häufiger bestimmte Teile derselben, zum Beispiel Blätter, Wurzeln oder Blüten, benutzt werden. Immer wird die natürliche Pflanze durch den Pharmazeuten erst zum Arzneimittel gemacht. Ob das in der einfachen Form des Teeaufgusses erfolgt oder durch heute zum Teil hochtechnisch gewonnene Extrakte, immer sind einfache oder komplizierte pharmazeutische Prozesse die Voraussetzung dafür, daß die Pflanze Arznei wird. Die traditionelle Phytotherapie lebte in der Vorstellung, daß die Komposition der unterschiedlichen Inhaltsstoffe in der Pflanze das Heilprinzip bedeutet. Heute wird die Phytotherapie in immer engere Verbindung mit der naturwissenschaftlich-orientierten Arzneimittelforschung (Pharmakologie) gerückt, wobei die einzelnen Inhaltsstoffe das eigentliche Interesse wecken. Für den heutigen Pharmakologen ist die Pflanze in der Regel nur noch der Produzent wirksamer Einzelstoffe, die es zu erkennen gilt, damit sie isoliert und möglichst chemisch synthetisiert werden können.

Auf diesem Wege sind hochwirksame Arzneispezialitäten entwickelt worden, beispielsweise die Acetylsalicylsäure (etwa Aspirin) aus der Weidenrinde, Digoxin und Digitoxin aus dem Fingerhut oder das Silibinin aus der Mariendistel. Dabei zeigt sich eine auffallende Spezialisierung der Wirkungen solcher Einzelstoffe gegenüber der viel allgemeineren Wirksamkeit eines Gesamtextraktes, in dem die Inhaltsstoffe in natürlicher Mischung vorliegen. Extrakte aus den Mariendistelfrüchten helfen zum Beispiel sehr gut bei »Leberstörungen«, die sich vornehmlich in der Befindlichkeit äußern wie zum Beispiel Leberdruck, Völlegefühl nach dem Essen und Neigung zu Blähungen. Ein eingeengter Extrakt (Silymarin) hat als spezifische Indikation die toxischen Leberschäden, zum Beispiel durch Alkohol oder Arzneimittel. Der isolierte und chemisch veränderte Inhaltsstoff Silibinin ist schließlich das unmittelbare Gegenmittel (Antidot) bei der früher häufig tödlichen Knollenblätterpilzvergiftung, die heute bei rechtzeitiger Gabe durch intravenöse Infusionen folgenlos überstanden werden kann. Es gibt jedoch viele eindrucksvolle Untersuchungen, die zeigen konnten, daß der wirksame Einzelstoff in absolut gleicher Menge im natürlichen Zusammenhang des Gesamtextraktes wirksamer ist als in seiner Isolation und daß er vor allem besser verträglich ist.

Für die pflanzlichen Arzneimittel (Phytopharmaka) wird es zukünftig wichtig werden, daß eine Forschung entsteht, die das kompositorische Geheimnis der unterschiedlichen Inhaltsstoffe, die jeweilige Mengenverteilung und den Ort ihrer Konzentration in der Pflanze erfaßt und dann die jeweilige Besonderheit charakterisiert. Es ist ja erstaunlich, wie viele chemisch definierte Stoffgruppen (Flavonoide, Terpene, Bitterstoffe, Gerbstoffe, ätherische Öle und andere) in den unendlich vielen Pflanzen fast stereotyp vorhanden sind und wie dennoch Arzneipflanzen mit ähnlicher stofflicher Zusammensetzung außerordentlich unterschiedliche Wirkungen im menschlichen Organismus zeigen. Erinnert uns das nicht an Kompositionen in der Musik, die in ihrer individuellen Vielfalt auch aus wenigen gleichen Komponenten wie Tönen, Tonarten, Takt, Dur und Moll, geschaffen werden? Wer kann nicht sofort einen Mozart von Beethoven, einen Bach von Bruckner unterscheiden? Wer aber ist der Komponist bei den Heilpflanzen?

Die eigene Erfahrung geht dahin, daß die natürliche Komposition oder Kombination von Stoffen in den verschiedenen Heilpflanzen in jeweils spezifischer Weise mit Regulations- und Steuerungsvorgängen im menschlichen Organismus kommunizieren, diese entweder anregen, dämpfen, ersetzen oder auch dadurch wieder »heilen«, daß sie ihnen als ein Modell die richtige Funktion vermitteln. Die Ratio hierfür können wir in der anthroposophischen Medizin entdecken.

Die gemeinsame Evolution von Mensch und Natur

Die anthroposophische Medizin verwendet vergleichbar der Homöopathie im wesentlichen Arzneimittel, die ihren Ursprung in der Natur haben; es gibt mineralische, pflanzliche und tierische, sowohl allopathische als auch homöopathische. Ferner Kombinationsarzneimittel aus verschiedenen Naturbereichen; aber auch spezifisch anthroposophische, die aus Naturstoffen synthetisiert werden, so daß das fertige Arzneimittel kein Vorbild mehr in der Natur hat und eine eigene, neue »synthetische« Substanz bildet. Als Beispiele seien hier Kephalodoron und Scleron genannt, die jeweils mineralische Kompositionen darstellen, die unter zum Teil hohem technischen Aufwand aus den einzelnen Stoffen synthetisiert werden. Schließlich existieren auch solcherart synthetisierte Arzneimittel, die nach dem Vorbild der Natur, also beispielsweise einer Pflanze wie der Brennessel oder dem Schachtelhalm, aus mineralischen Komponenten gebildet werden. Sie tragen dann Bezeichnungen wie Solutio Ferri comp. (Brennessel) oder Solutio Silicea comp. (Schachtelhalm).

Ein zentraler Bestandteil der anthroposophischen Arzneimitteltherapie sind schließlich die Metalle, die vorwiegend in potenzierter Form, aber auch allopathisch beispielsweise in Salben angewendet werden. Besteht ein direkter Bezug zu einer definierten Krankheit, wird auch von typischen Heilmitteln oder Typenmitteln gesprochen.

Die Ratio oder Begründung für diese Heilmittel in der anthroposophischen Medizin liegt in der gemeinsamen Evolution von Natur und Mensch. Rudolf Steiner charakterisiert die Naturreiche als Aussonderungen in der menschlichen Entwicklung. Die Naturreiche entstanden während und im Zusammenhang mit der über unendliche Zeiträume andauernden Entwicklung des Menschen, so daß wir das Geschehen vor diesem Hintergrund auch so anschauen können, daß der Mensch seine Entwicklung dem Opfer der Naturreiche verdankt.

Paracelsus sprach davon, daß gegen jede Krankheit ein Kraut gewachsen sei. Auch er hatte diese wohl ahnende Anschauung des Zusammenhangs von Natur und Mensch und der darin verborgenen Heilkraft. Rudolf Steiner geht noch weiter und nennt die Pflanzen Imaginationen menschlicher Krankheiten. Wenn solch eine Aussage für die meisten Menschen wohl kaum wirklich faßbar ist, wird dennoch durch diese Anschauungen eine grundlegend andere Art der Zuwendung des Therapeuten zur Natur angeregt. Wir sollen wieder ein quasi religiöses Element in die eigene Arbeit tragen, welches das geistige Band von Natur und Mensch knüpfen möchte. Wichtig ist dabei, daß solches Handeln in der Anthroposophie nicht reines Gefühl bleibt, sondern daß ein wirkliches Durchschauen nötig wird, das Goethes »anschauende Urteilskraft« voraussetzt. Die Aufgabe wird gestellt, die Natur wesenhaft, das heißt auch in ihrer spirituellen Dimension in jedem einzelnen Naturwesen aufzusuchen, »sich das Geheimnis der Natur von ihr selbst verraten zu lassen«, wie Goethe es ausdrückte. Daß hier der meditative Mensch stärker als der analytische gefragt ist, mag nachvollziehbar sein. Es ist ein wiederum persönliches Erlebnis, daß diese Art subtiler und intimer Beschäftigung mit der Natur und den einzelnen Naturwesen therapeutische Intuitionen bilden kann, wie sie auf einem vordergründigen experimentellen und damit abstrakt-distanzierten Weg unmöglich zu gewinnen sind.

Die Misteltherapie als Beispiel

Ein spezielles und beispielhaftes Thema für die unterschiedliche Denkweise und die darin entwickelte Methodik der anthroposophischen Medizin ist die für die Krebstherapie spezifische Misteltherapie. Diese soll deshalb ein wenig ausführlicher dargestellt werden.

Man kann auch heute noch erstaunt sein, woher Steiner die Sicherheit nahm, die Mistel als *die* Heilpflanze zu charakterisieren, aus der ein spezifisches Heilmittel gegen die Krebskrankheit geschaffen werden könnte. Er sah in ihr so weitgehende Möglichkeiten, daß er es für möglich hielt, durch die Misteltherapie das Messer des Chirurgen ersetzen zu können. Er setzte allerdings voraus, daß die Mistel durch einen sehr komplizierten pharmazeutischen und maschinellen Prozeß erst zu dem eigentlichen Krebsheilmittel gemacht werden muß und man mit dieser Therapie keinen rechten Erfolg haben werde, wenn man durch sie kein Fieber erzeugt. Seit mehr als siebzig Jahren wird die Anwendung von solcherart hergestellten Mistelpräparaten bei der Krebskrankheit praktiziert, aber erst im letzten Jahrzehnt hat sich die wissenschaftliche Forschung immer stärker auch den Möglichkeiten dieser Therapie zugewandt. Bis dahin wurde sie entweder gänzlich ignoriert, belächelt oder auch bekämpft.

Schaut man auf die Entwicklung der Krebstherapie in der Schulmedizin nach dem Zweiten Weltkrieg und die Entstehung der drei großen Therapiesäulen Stahl, Strahl und Chemie (Chirurgie, Strahlentherapie und Chemotherapie), so kann es nicht verwundern, daß eine solche auch noch als weltanschaulich empfundene alternative Therapie nicht ernst genommen wurde. Das änderte sich vor allem durch die Immunologie, die als eigenständiges Wissenschaftsgebiet zunehmend Fuß faßte und zeigte, daß auch der Krebs im weitesten Sinne eine Krankheit ist, die im Zusammenhang mit einer mangelnden Funktion des Immunsystems steht. Dieses müßte – wäre es intakt – die »fremd«-gewordene Krebszelle sofort erkennen und eliminieren, was tatsächlich wohl auch täglich in jedem gesunden Organismus geschieht. Seit dieser Entdeckung wird auch in der Schulmedizin intensiv nach Möglichkeiten einer Immuntherapie geforscht. Es waren wissenschaftliche Arbeiten zur Wirkung der Mistel auf das menschliche Immunsystem, die das Interesse der Wissenschaft und bestimmter Arzneimittelhersteller außerhalb der anthroposophischen Medizin an ihr weckten. Heute geht die Schulmedizin den für sie typischen Weg, bestimmte Inhaltsstoffe der Mistel zu isolieren (Mistel-Lektine), ihnen die wesentliche Wirkung an der Beeinflussung des Immunsystems zuzuschreiben und sie möglichst synthetisch, das heißt heute gentechnisch nachzubauen.

Die anthroposophische Ratio der Misteltherapie bei der Krebskrankheit geht aber von einer völlig anderen Vorstellung aus als die einer konventionellen Onkologie. Vor allem wird die Krebskrankheit selbst ursächlich anders verstanden. Nimmt man die Charakteristik dieser Krankheit und die Charakteristik des Heilmittels Mistel durch Rudolf Steiner und alles, was seither in der anthroposophischen Medizin an weiterer Erkenntnis hinzugewonnen wurde, so kommt man durchaus zu der Feststellung, daß Krankheit und Therapie sich zueinander wie Schloß und Schlüssel verhalten. Das gilt aber nur, wenn auch die geistige Dimension jeweils in Betracht gezogen wird. Steiner wies immer wieder darauf hin, daß Krankheiten, die sich in einem Organ manifestieren, ursächlich aus dem Seelisch-Leiblichen stammen, während die im Seelischen auftretenden Erkrankungen organische Ursachen hätten. Konsequenterweise wird man daher bei einer so stark organbezogenen Krankheit wie dem Krebs nach seelischen Ursachen suchen müssen. Und man findet sie oftmals dramatisch in der Tatsache, daß sich die Seele des modernen Menschen durch die immer diesseitigere, materialistische Lebens- und Weltanschauung so mit den Gesetzmäßigkeiten des Leibes identifizieren kann, daß sie in dessen Sterblichkeit gerät. Die Möglichkeit, daß die Seele ihre Unsterblichkeit durch eine zu enge Bindung an den Leib verliert, ist die eigentliche Ursache der Krebskrankheit!

In dieser Einseitigkeit verliert die dem Geist zugewandte Seite der Seele die Korrespondenz mit diesem und das Menschen-Ich damit jeden Zusammenhang mit den geistigen Untergründen der Welt. Wichtig ist bei dieser Anschauung, daß die Phase der Krebskrankheit, die wir heute als leibzerstörende Geschwulstbildung definieren, bereits eine Auseinandersetzung der Individualität mit jener bedrohenden Situation darstellt. Durch Zerstö-

rung des Leibes trachtet die Seele danach, sich aus dessen Um-
klammerung zu befreien. Das innere Wissen um die Bedrohung
der eigenen Seele durch eine Kraft, die sie an das Diesseits fesseln
möchte, ist die Ursache der bei dieser Krankheit so eigentümlich
existentiellen Angst. Sie ist eigentlich irrational, da es doch viele
andere Erkrankungen gibt, die mehr Leid mit sich bringen, als es
die Krebskrankheit tut. Man denke an eine Multiple Sklerose, die
rheumatoide Arthritis oder andere Autoimmunkrankheiten. Die
Krebskrankheit aber greift nach der Unsterblichkeit der Seele.
Das darin Bedrängende kann als leiblicher Vorgang und als eine
organische Erstickung beschrieben werden, »überwuchert doch
die Ein- die Ausatmung« (Steiner). Der eigentliche Krebs dagegen ist »okkult«, er tritt nicht in eine meßbare Sichtbarkeit, er
sitzt in tiefsten Schichten des Menschseins, bleibt unbewußt.

Die forschende Onkologie weiß von dieser »okkulten« Phase
der Krebskrankheit und spricht vom sogenannten Prätumorstadium, das durchaus in Zeiträumen von einem Jahrzehnt oder
mehr vor der dann sichtbar werdenden Geschwulstbildung eingetreten ist. Nur wird in der Öffentlichkeit wenig darüber berichtet, da weder Möglichkeiten der Früherkennung dieses Stadiums
noch einer dann irgend sinnvollen Therapie gesehen werden.
Daß die Krebskrankheit lange Zeiten vor ihrem sogenannten
Ausbruch in der Geschwulstbildung im Leibe existiert, wird auch
durch die Ergebnisse der Experimentalforschung unterstützt. Sie
fand heraus, daß krebserregende Stoffe oder auch Strahlen erst
nach einer Latenzzeit von etwa zwanzig Jahren zu einer manifesten Geschwulstbildung führen. Heute besteht durchaus die Vorstellung, daß die Krebserkrankung sich an einem bestimmten
Ort des Organismus (Organ) als Mikrotumor einnistet, um dann
über die genannten langen Zeiträume in dieser winzigen, mikroskopisch kleinen Form im Organismus zu existieren – weit entfernt von der Möglichkeit, durch die heute angewandte Diagnostik entdeckt zu werden.

Dieses Prätumorstadium oder der okkulte Krebs kann diagnostisch nur erfaßt werden, wenn die anschauend-vergleichende und physiognomisch-beschreibende Methodik angewandt wird. Denn im Befinden, in der Gestimmtheit und auch in der Präsenz eines Menschen finden sich charakteristische Symptome, die den auf diesem Gebiet erfahrenen Arzt in die Lage versetzen, die Frühphase einer solchen Entwicklung zu entdecken.[54] Wie sehr im Unterbewußtsein der Menschen die bedrängende Frage nach der eigenen Zukunft durch diese Krankheit lebt, erfährt der Arzt immer dann, wenn er die Diagnose mitteilen muß. Bei keiner anderen Krankheit wird so grundsätzlich vom Patienten die Frage gestellt: »Wie lange habe ich noch zu leben?« Daß Sterben und Tod als selbstverständliche Perspektiven des Lebens dem modernen Menschen, der sie überwiegend verdrängt, plötzlich bewußt werden, ist ein Resultat der nun in Erscheinung tretenden Krankheit. Sie ist Ausdruck – noch einmal anders definiert – der Situation im Seelenleben, sich einseitig dem Diesseits zuzuwenden und alle der Welt zugrundeliegende Geistigkeit zu ignorieren, oder auch zu ihr kein bewußtes Verhältnis zu ergreifen.

Die natürliche Seite der Mistel wurde von Steiner unter anderem durch ihre fiebererregende Wirkung charakterisiert. Diese können wir heute immunologisch definieren. Die geistige Seite ist die wichtigere. Auf sie stoßen wir in der nordischen Mythologie. Der Liebling der Götter, der Göttersohn Baldur, stirbt durch den Mistelpfeil, den sein blinder Bruder Hödur mit Hilfe des listigen Loki unwissend abschießt. Baldurs Tod leitet die Götterdämmerung ein. Der selbstverständliche Dialog von Menschen und Göttern erlischt, eine götterfreie Zeit der Aufklärung bricht an. So schmerzhaft diese Entwicklung ist, so notwendig war sie, weil sich nur auf diesem Wege der freie Mensch entwickeln konnte. Der sich zwischen Gut und Böse frei entscheidende, der auf sich selbst gegründete, freie Mensch ist Entwicklungsziel unserer Zeit. Die Mistel war das Gift, im heilenden Sinne die Gabe (gift engl. = Gabe, Geschenk), die diesen notwendigen Schritt einleitete. Sie ist auch heute noch das Gift, welches den Menschen herausfordern kann, die Frage nach seinem Verhältnis zur Realität des Geistes, in diesem Sinne zur Religion, zu beantworten. Es ist erstaunlich, welche auch noch in kleinsten Dosen starke Giftwirkung bestimmte Inhaltsstoffe der Mistel haben.

Die Mistel ist aber auch ein Helfer, den Weg zur Antwort auf diese Grundfrage des Lebens zu finden. Sie regt die leibliche Grundlage des Ichs, die Wärmeorganisation an, stärkt sie und ermöglicht damit ein gesundes Wirken des Ich im Leibe. Das ist die fiebererzeugende, wärmende Seite der Mistel. Ohne das Wissen um diese therapeutische Wirksamkeit degeneriert die Misteltherapie, und es wird aus ihr dann letztlich ein biologisches Zytostatikum gemacht. So ist eine Grenz- und auch Brückenfrage der modernen Medizin, ob sie konsequent ihre Denk-Einseitigkeit fortsetzen will, oder ob sie am Beispiel der Mistel bereit sein wird, auch die spirituelle Dimension der Krebskrankheit und ihrer Therapie zu erforschen.

In dieser Darstellung kann der Leser vielleicht auch die Antwort darauf finden, was Rudolf Steiner so ermutigte, der Mistel zuzutrauen, bei einer so schweren Krankheit wie dem Krebs das Messer des Chirurgen überflüssig zu machen. Begreift man, daß die eigentliche Krebskrankheit lange vor der Geschwulstbildung im Organismus existiert, entsteht durch die Mistel konkret die Möglichkeit einer Therapie, dieses Stadium (Prätumorstadium) therapeutisch zu heilen und damit eine Geschwulstbildung gar nicht erst zuzulassen. Denn noch einmal sei betont: Letztere ist bereits die aktive Auseinandersetzung mit der Krankheit, der drohenden Sterblichkeit der Seele, dem Abgeschnittenwerden von der eigenen Zukunft.

Bei einer solchen Schilderung muß immer der Hinweis erfolgen, daß nicht jeder Krebskranke deshalb krank wird, weil er unmittelbar und persönlich in dieser Auseinandersetzung zwischen Materie und Geist steht und der Macht der Materie zu erliegen droht.

Viele Menschen werden heute auch deshalb krebskrank, weil

sie an der Ungeistigkeit unserer Zeit, der Ungeistigkeit in der Menschheit so leiden, daß durch sie die Krankheit als Auseinandersetzung mit dieser Tatsache zum Heilmittel für unsere Zeit werden kann. Sie sind Stellvertreter für die Menschheitssituation. Andere wählen diese Krankheit als einen Schulungsweg, weil in ihr Kräfte erfahrbar werden, die sonst wohl nur durch Einweihungswege bekannt werden könnten. Und wieder andere, vor allem Kinder und junge Menschen, erleiden sie aus der Nachahmung dessen, was in ihrer Umgebung an Kräften lebt.

Es wäre ein großes Mißverständnis, die Krebskrankheit in irgendeiner Weise zu moralisieren. Kaum eine andere Krankheit braucht bei Ärzten, Pflegenden und Therapeuten so unmittelbar die Fähigkeit zur Nähe, zum Mitleiden und die gemeinsame Partnerschaft zu ihrer Überwindung, wie eben der Krebs. Und so sehr es sich scheinbar um eine allgemeine Krankheit handelt, muß gerade der Krebs in seiner jeweils persönlichen Dimension erfaßt werden. Deshalb gibt es wohl auch wenige Krankheiten, die so sehr eine individuelle Therapie erfordern wie diese. Und gerade hier wurde in der Schulmedizin das Praktizieren von Therapieschemata fast bis zur Perfektion entwickelt.

Die entscheidende Botschaft für eine zukünftige Medizin, die einen Methodenpluralismus in Diagnostik und Therapie akzeptiert und zur eigenen Wissenschaft macht, lautet: *Es gilt, die spirituelle Dimension der Dinge, ob in Natur, Mensch oder Kosmos, wieder zu entdecken und einer ebenso exakten, strengen Forschung zu unterziehen, wie es im 20. Jahrhundert mit der naturwissenschaftlichen Methode in der Medizin geschehen ist.* Voraussetzungen bilden dafür aber die Veränderungen des Menschenbildes und der Erkenntnismethoden. Vollzieht die Medizin diese Wandlung, wird auch ein weiterer Schritt konsequent folgen, der heute schon als theoretische Forderung existiert, für den aber nur wenige praktische Ansätze erlebbar sind: der Weg zu einer präventiven Medizin.

Präventive Medizin

Wohl jeder kennt das alte Wort »Vorbeugen ist besser als Heilen«. Das ist eine Binsenweisheit, weil jedem Menschen wünschenswert sein muß, eine Krankheit, für die er disponiert ist oder die ihm durch andere Ursachen droht, nicht durchleben zu müssen. Doch wird die eigentliche Konsequenz dieses Motivs fast nie bedacht: daß Vorbeugen heißt, etwas zu *tun*. Vorbeugung erfordert Aktivität. Heute scheint diese schon damit erschöpft, daß der Mensch Vitaminpillen, dem Alter vorbeugende Ginseng-Präparate oder die so beliebten Knoblauchpillen schluckt. Wirkliches Vorbeugen will aber mehr sein.

In der Medizin wird von Prophylaxe und Prävention gesprochen, wobei beides Vorbeugung meint. Auch in den Wissenschaftslexika wird die unterschiedliche Bedeutung beider Begriffe nicht eindeutig differenziert.

Prophylaxe

Unter Prophylaxe versteht man, Krankheiten zu verhindern, die nicht unmittelbar erkennbar sind, die aber in der allgemeinen Möglichkeit eines Lebens liegen. Das überzeugendste Beispiel dieser Art sind die zahlreichen Impfungen. Heute kann ein Mensch ja kaum noch in sein Leben treten, ohne ein Arsenal von Impfungen zu durchlaufen. Ein wirklich moderner Zeitgenosse führt außer seinem Personalausweis oder Reisepaß auch noch seinen Impf-Paß mit sich. Und auch gegen die vielen der heute bedrohlichen chronischen Krankheiten, für welche die Medizin keine effiziente Therapie kennt, wird immer mehr danach gesucht, Impfungen oder ähnliche prophylaktische Wege zu entdecken.

Erst kürzlich fand sich die Mitteilung in der Tagespresse, es sei Wissenschaftlern gelungen, ein Virus zu isolieren, das für die Entstehung von Brustkrebs verantwortlich sei. Nun wird gehofft, einen Impfstoff zu entwickeln und damit einer der häufigsten Krebskrankheiten der Frau vorbeugen zu können. Hier wird zukünftig auch die Genetik und die damit verbundene Genforschung noch einen gewichtigen Stellenwert bekommen. Es gibt bereits Beispiele, daß sich junge Frauen, die Träger eines Brustkrebs-Gens sind und in deren Verwandtschaft bereits Brustkrebs aufgetreten war, ihre Brüste operativ entfernen ließen, um nicht eines Tages auch Brustkrebs zu bekommen. Jeder, der das liest, wird an diesem drastischen Beispiel für die Frage sensibilisiert, ob das ein akzeptabler Weg der Prophylaxe ist. Man nehme schließlich hinzu, daß inzwischen schon mehrere verschiedene Gene identifiziert wurden, die für den Brustkrebs verantwortlich sein sollen. Und ist denn sicher, daß sich die Krankheit Krebs nicht einen anderen organischen Ort sucht, wenn ihr das angestrebte Organ weggenommen wird? Kann man so vermeiden, krebskrank zu werden? Und noch einmal sei mit Blick auf die spirituelle Dimension des Menschen bedacht, ob Krankheit wirklich nur Störung, Betriebsunfall und in jedem Falle negativ ist, oder ob Krankheit nicht auch in dem Entwicklungsgang eines Menschen, in seiner Biographie, einen wichtigen Platz einnimmt?

Prophylaxe könnte ganz anders aussehen. Da ist zum Beispiel das Thema der gesunden Lebensweise, der sich jeder Mensch aus freien Stücken widmen kann, ohne deshalb gleich zum einsiedlerischen Asketen zu werden. War in früheren Jahrhunderten Rauchen ein Teil der Lebensfreude, gehörte die Zigarre oder Zigarette zu einem guten Essen dazu, ist Rauchen heute fast nur noch Sucht. Ist das regelmäßige Glas Rotwein am Abend Teil des Lebensgenusses, der nachgewiesenermaßen sogar einen prophylaktischen Wert gegen eine Herzkranzgefäßverkalkung hat, leiden heute Aber-Millionen weltweit am zerstörenden Alkoholismus. Ist es eine für die Gesundheit durchaus unerläßliche Bedingung, mit Freude (Lust!) zu essen, ernährt sich heute der durchschnittliche Mensch der westlichen Welt hastig und weit über das Maß hinaus, was sein Körper benötigt. Die Fett-Sucht (Adipositas) ist eine der verbreitetsten Krankheitsdispositionen überhaupt. Ging ein Kind früher zur Schule, wird es heute gefahren. Auch zum Briefkasten an der Ecke, zum Bäcker drei Straßen weiter wird heute das Auto genommen.

Und so ließe sich, was alles in der Lebensweise eines Menschen fördernd oder schädigend ist, ohne Ende fortführen. Und dabei muß noch die individuelle Disposition berücksichtigt werden, denn es gibt keine Ernährungs-Norm, keine Bewegungs-Norm, keine für alle gültige Tages-Trinkmenge, sondern jeweils das richtige Maß, das für den einzelnen Menschen gilt. Und nur er ist gefragt, *dieses* Maß zu finden. Die Ausnahme von dieser Regel bilden Kinder und Jugendliche, für die Eltern und Erzieher das jeweils richtige Quantum festzulegen haben. Wer allerdings auf die Instinkte des Kindes gut achtet, wird auch dort die persönlichen Bedürfnisse rasch entdecken. Wie unterschiedlich sind doch die Appetite der Kinder, wie verschieden auch die Aversionen. Da muß schon unterschieden werden zwischen Instinkt und Ungezogenheit. Nichts ist jedoch verkehrter, als dem Kind das eigene Maß oder gar das eines Erwachsenen aufzudrängen.

Zauberwort Bewegung

Eines der vorrangigsten vorbeugenden Gesundheitselemente ist die Bewegung. Manchmal möchte ich sie geradezu als *das* Zauberwort für die Gesundheit nennen. Es war eindrucksvoll, wie zu einem bestimmten Zeitpunkt der überbordenden Wohlstandsgesellschaft regelrechte Bewegungskulte entstanden. Ob Joggen, Jazz-Gymnastik, Breitensport, Fitneß-Center; wie Pilze bei feuchtem Wetter sprossen solche Angebote aus dem Boden. Gerade am Beispiel des Joggens läßt sich jedoch gut zeigen, wie ein richtiger Impuls rasch in sein Gegenteil verkehrt werden kann. Man achte nur auf die Verbissenheit der meisten Jogger, die gequälten Gesichter, die immer parate Stoppuhr und das Protokoll, welches die tägliche Leistung festhält. Man stelle sich dagegen den vergnügten Feld- und Waldläufer vor, der beim Laufen vielleicht noch ein Liedchen pfeift, im Anblick des Schmetterlings stehen bleibt und ihm nachschaut, alle umgebende Natur in sich aufnehmend.

Und man werde vor allem darauf aufmerksam, daß es nicht nur um äußere Bewegung geht, wenn diese Therapie oder Förderung unserer Gesundheit sein soll. Auch die innere Bewegung ist unverzichtbar, sowohl auf leiblicher als auch auf seelischer Ebene. Da ist zum Beispiel der Darm. Auch hier gibt es heute medizinische Kultbewegungen, die in ihren Mittelpunkt stellen, daß der Darm uns gesund oder krank macht. Welche diffizilen Untersuchungen werden nicht angestellt, um durch atypische Bakterien- oder Pilzbesiedelungen, durch Säureüberschuß oder anderes zu zeigen, daß die Krankheit aus dem Darm stammt! Das ist nicht falsch, aber zumeist sehr vordergründig.

Es gibt wenige Orte im menschlichen Organismus, an denen eine solche Schönheit der Bewegung zu beobachten ist wie am menschlichen Darm. Wie viele tausendmal habe ich bei Bauchspiegelungen (Laparoskopien) dieses unvergleichliche Schauspiel einer Darmbewegung erlebt, in welcher die Begegnung der Elemente Wasser und Luft so anschaulich wird, dem Wogen des Strandhafers in der Düne ähnlich, der stets sich verändernden Wolkenbewegung. Bewegung und Darm scheinen eins zu sein. Und es ist eine wissenschaftliche Tatsache, daß die Darmlähmung (Ileus) eine unmittelbar lebensbedrohliche Situation schafft. Nun stammt offensichtlich die Lust an der Bewegung im Darm aus dem Wechselspiel mit der Ernährung. Und es war eine wichtige Entdeckung der Medizin der letzten Jahrzehnte, daß eine ballaststoffreiche Ernährung ein wesentlicher Gesundheitsfaktor ist und daß andererseits der ständige Gebrauch von Abführmitteln der Gesundheit schadet.

Man denke aber weiter: Wer hat schon eine Vorstellung von der ewig strömenden Bewegung seines Blutes, der Gewebesäfte, dem Stoffstrom beispielsweise in der Leber? Hat man sich schon einmal gefragt, warum diese sich zum Teil mit großer Geschwindigkeit vollziehenden Bewegungen meistens unbemerkt bleiben, wir nichts unmittelbar davon spüren?

Von diesen Geschehnissen können wir übergehen zu einer seelischen Bewegung: dem Gedankenstrom. Auch hier ist sich der Zeitgenosse in der Regel nicht im klaren darüber, wie pausenlos in ihm ein solcher Gedankenstrom lebt. Man kann sich dessen jedoch schnell bewußt werden, indem man sich vornimmt, so wie man vielleicht eine Minute den Atem anhält, eine längere Zeit den Gedankenstrom anzuhalten, nichts zu denken. Man versuche das einmal. Schnell wird man merken, daß das ohne immer wiederholte Übung, also ohne Training fast nie gelingt. Was denkt da eigentlich in mir?

Und wie anders ist dann eine Gedankenbewegung, wenn ich zum Beispiel in freier Rede anderen meine Arbeitsinhalte vortrage, wenn sich aus meiner Seele Gedanke an Gedanke bildet, Zusammenhänge zeigt, bildhaft-plastische Gestalt annimmt. Wer ahnt schon, welche Bedeutung ein kraftvoll bewegtes Denken für unsere seelisch-leibliche Gesundheit hat?

Diese Überlegungen ließen sich mit dem übrigen Seelenleben weiter fortsetzen. Man denke an die Welt der Emotionen, der Empfindungen, der Gefühle, und bemerke zugleich, wie alle diese seelischen Elemente in einem ständigen Wechselspiel mit der organischen Seite des Organismus stehen. Wer kennt nicht, daß ihm das Wasser im Munde zusammenlaufen kann, wenn er an ein besonders schmackhaftes Essen denkt? Wer kennt nicht, was im Darm geschieht, wenn man zum Beispiel auf ein Examen zugeht? Unsere Sprache ist voll solcher Beispiele, die diese »Psychosomatik« des Menschen, dieses Wechselspiel und Miteinander von Leib und Seele benennen. Wichtig für unsere Gesundheit ist, daß wir die Seelenbewegungen aktiv im Gleichgewicht halten, dem Gleichgewicht von Freude und Leid, von Spannung und Gelassenheit, von Wachen und Schlafen, von Aktivität und Ruhe.

Vielleicht beschleicht den einen oder anderen Leser der Gedanke, das sei doch alles selbstverständlich. Das mag es im gesunden Menschenempfinden auch sein – ist es das aber auch im täglichen Leben?

»Das Ich ist der Akteur«

Genau an dieser Nahtstelle von Idee und Realität könnten wir darauf aufmerksam werden, daß in jedem von uns eine Instanz konstituiert ist, von der alle Aktionen, alles Geschehen im Organismus in dieses Gleichgewicht, das wir auch Harmonie nennen, gebracht wird: unser geistiger Kern, unser Ich. Ein Journalist formulierte einmal nach einem ärztlichen Vortrag über den ganzheitlichen, das heißt leiblich-seelisch-geistigen Ursprung der Allergiekrankheiten die Überschrift für seine Hörfunksendung, in der er diese zentrale Rolle unseres Ichs zum Ausdruck bringen wollte: »Das Ich ist der Akteur!«

Ich möchte erinnern: Wir sprechen über Vorbeugung, über Prophylaxe. Was kann »Ich« tun, um im Rahmen meines mir allerdings tief unbewußten Lebensplans in allen meinen Ebenen des Leibes, der Seele und des Geistes gesund zu sein und zu bleiben? Wiederum ist es nicht das Anliegen dieses Buches, hier ein Lehrbuch der Prophylaxe zu werden. Mit Blick auf die Zukunft der Medizin muß aber deutlich werden, wie sehr wahre Prophylaxe primär von einem selbst ausgehen muß. Selbstverständlich kann ich Rat suchen, natürlich muß das eine Erziehungsfrage werden, und eine zukünftige Schule ohne den ständig auch in diesen Fragen lehrenden Arzt ist eigentlich nicht denkbar. So betrachtete Rudolf Steiner auch den Schularzt als ein unverzichtbares Element der Waldorfpädagogik. Davon sind wir heute weit entfernt. Aber im Sinne der eingangs charakterisierten konkreten Utopie könnte es dennoch für jeden einsichtig werden, daß wir hier Neuland betreten müssen.

Prävention

Was ist nun Prävention, wenn Prophylaxe die Pflege der Gesundheit, das Vorbeugen denkbarer Krankheiten ist? Aus der hier angestellten Betrachtung ist Prävention das Verhindern manifester Krankheitsstadien oder des Übergangs einer Krankheit in ihren chronischen Verlauf. Streng genommen unterscheidet die Medizin primäre und sekundäre Prävention. Letztere wäre dann das Verhindern eines erneuten Auftretens einer bereits durchgemachten Krankheit.

Bei vielen Infektionskrankheiten betreibt der Mensch durch sein Immunsystem Prävention. Wir erwerben Immunität durch bestimmte Antikörper, die wir gegen das Masernvirus gebildet haben, nachdem wir einmal infiziert wurden. Wir sind dann für unser weiteres Leben vor den Masern geschützt. Das größte Ziel in der Krebstherapie ist heute die Prävention des Rezidivs, das Verhindern der Metastasierung. Das wären Beispiele der sekundären Prävention.

Primäre Prävention verfolgt das Ziel, bei bekannter Disposition, zum Beispiel von erbbestimmten Stoffwechselkrankheiten wie dem Diabetes mellitus, das Ausbrechen einer Krankheit zu verhindern. Dabei muß uns bewußt werden, daß hier wieder eine andere, tiefere Anschauung des einzelnen Menschen und insbesondere seines Leibes und seiner Seele als die eigentlichen Orte des Krankseins Voraussetzung werden muß, wenn wirkliche Prävention in der Medizin entwickelt werden soll. Denn woran erkenne ich die frühesten Anfänge eines Krankseins? Es ist ja gerade das große Dilemma der modernen Medizin, daß Früherkennungs-Diagnostik im eigentlichen Sinn praktisch nicht existiert. Was heute beispielsweise im Fall der Krebserkrankung so genannt wird, ist doch nur Frühdiagnostik des Spätstadiums. Denn das eigentliche Frühstadium, das im vorigen Kapitel als Prätumorstadium oder okkulter Krebs charakterisiert wurde, hat in der stofflichen Ebene des Leibes zumindestens bis heute kein entdecktes Korrelat. Hier muß der diagnostische Blick in die Lebensregion, in die Seelenregion des Leibes gerichtet werden, in der sich dann die charakteristische Symptomatik findet, die uns wirkliche Früherkennung erlaubt.[55] Und es wurde schon erwähnt, wie künftig noch entdeckt werden wird, wo die eigentliche Möglichkeit der Mistel in der Krebstherapie liegt. Es müssen nur Wege gefunden werden, das Prätumorstadium exakt zu diagnostizieren. Dann würde bei wesentlich besserer Ausgangslage unser Immunsystem, durch die Mistel geweckt, die organisch noch mikroskopisch kleine Krebsgeschwulst entdecken, um sie mit den körpereigenen Waffen zu bekämpfen und zu überwinden.

Es wurde schon ausgeführt, daß wohl jede Krankheit drei Stadien durchläuft, die heute als prälatent oder Disposition, latent und manifest bezeichnet werden. Wenn wir dieses wissen, warum betreiben wir dann eine medizinische Wissenschaft, die sich nur um das manifeste Stadium kümmert? Ist das nicht ein zu hoher Preis für die im 19. Jahrhundert formulierte Forderung, in der Medizin nur noch im Objektiven wissenschaftlich tätig zu sein, nur noch Maß, Zahl und Gewicht als für den Menschen zugängliche Wirklichkeiten anzuerkennen? Müßten wir nicht entdecken, daß gerade im Menschen die Auseinandersetzungen zwischen Objekt Leib und Subjekt Seele und Geist die wahre Realität ist? Das hieße dann aber, eine Medizin zu entwickeln, deren Schwerpunkt sich auf die Vorfelder manifester Krankheiten verlagert, die mit größter Intensität forscht, die latenten und sogar

prälatenten oder dispositionellen Phasen der Krankheit zu entdecken, zu beschreiben und der Diagnose zugänglich zu machen.
Von diesem Augenblick an wird sich allerdings auch die The-
rapie-Landschaft völlig verändern. Dann kann eine nur manipulative Therapie nicht mehr greifen, dann müssen die Selbstregu-
lations- und Selbststeuerungs-Systeme im menschlichen Organismus entdeckt werden, denn mit ihnen muß zusammengear-
beitet werden. Und da stoßen wir auf die vielen komplementären
Medizinsysteme, die aus zum Teil sehr alter Tradition und damals
noch ganz anderer, ganzheitlicherer Vorstellung entstanden sind.
Doch können wir diese nicht mehr nur tradieren, sondern müssen sie rational durchdringen.

Es ist kaum zu beschreiben, welche Freude in der Medizin wieder Platz greifen könnte, wenn ein solches Vorgehen Praxis
würde; wie anders das Zusammenwirken der Menschen, die in
der Medizin beruflich tätig sind, mit denen werden könnte, welche sie als Kranke in Anspruch nehmen müssen. Man lese als Bild
der Situation heutiger Medizin noch einmal das Gespräch des alten Arztes mit der jungen Ärztin in Solschenizyns *Krebsstation*.[56] Wie attackiert den jungen Menschen die Resignation des
Älteren. Wie verteidigt sich dieser mit dem Hinweis, daß man
Medizin heute nur noch ertragen könne, wenn man Bienenzüch-
ter wird! Nie werde ich vergessen, wie ein junger Medizinstudent
kurz vor dem letzten Staatsexamen alles aufgeben wollte, weil
er – wie er mir in einem Gespräch sagte – mit vierzig Jahren nicht
auch mit einem solchen verbitterten, er sagte sogar »frustrier-
ten« Gesicht leben wolle, wie er es tagtäglich an den Gesichtern
der Ärzte der Universität sah, an der er studierte. Er ist dann doch
noch ein sehr tüchtiger Arzt geworden.

Bei aller Schwere der Aufgabe, bei allem Leid ist die Medizin
eigentlich ein Lebensfeld, in dem fröhliche, zuversichtliche, krea-
tive Menschen tätig sein sollten! Es ist meine Überzeugung, daß
mit dem Aufgreifen einer realen Präventionsidee diese positive
Landschaft in der Medizin wieder erscheinen würde und dieses

schreckliche Wort von Alexander Mitscherlich an Gültigkeit ver-
löre: »Wer sich heute in ein Krankenhaus begibt, darf seine Persönlichkeit nicht mitnehmen, fast so wenig, wie wenn er in die
Kaserne einrückt oder ins Gefängnis gebracht wird. Allen ist die
Angst vor der Heilorganisation, die sie verschlucken will, ins Gesicht geschrieben.«[57] Daß es in der eigenen Arbeit gelungen ist,
viele Menschen zu erleben, die gern in unser Krankenhaus kamen, die manchmal das Krankenhaus sogar als ihr Zuhause bezeichneten, gehört sicher zu den großen Befriedigungen meines
beruflichen Lebens. Warum sollte das in einer zukünftigen Medizin nicht zur Regel werden?

Medizin als Freiheitswissenschaft
(Intuitive Medizin)

Ein letzter Blick in die Zunkunft der Medizin sei auf diese als Wissenschaft gerichtet. Das erfordert einen philosophischen Exkurs, weil Wissenschaft immer Erkenntnistheorie voraussetzt. Doch schrecke der Leser vor den folgenden Gedanken nicht zurück, weil er meint, philosophisch möglicherweise nicht ausreichend vorgebildet zu sein. Hier geht es um ein Denken, das dem gesunden Menschenverstand entspringt, dem jeder folgen kann, der ihn besitzt.

Grundsätzlich wird Medizin als eine Humanwissenschaft charakterisiert, ähnlich wie die Pädagogik oder Sozialwissenschaften. Sie vereint viele Wissenschaftsgebiete in sich, auch wenn sie nach ihrem eigenen Verständnis nur Naturwissenschaft sein will. Humanwissenschaft heißt jedoch Wissenschaft vom Menschen. Und dieser macht es durch seine Vielfalt unmöglich, daß die Medizin »einfältig« vorgehen kann. Was ist aber damit gemeint, daß Medizin Freiheitswissenschaft werden soll?

Ein Satz aus *Wahrheit und Wissenschaft*, einem Werk, in dem Rudolf Steiner die Summe seines erkenntnistheoretischen Forschens zieht, sollte an der Spitze jeder zukünftigen Humanwissenschaft, also auch der Medizin stehen: »Das wichtigste Problem allen menschlichen Denkens ist das: den Menschen als auf sich selbst gegründete, freie Persönlichkeit zu begreifen.«[58] Auch das vorliegende Buch durchzieht die Frage nach dem freien Menschen in der Medizin, sei er Patient, Arzt, Pflegender, Therapeut oder Wissenschaftler. Unsere Zeit wurde auch die der Individuation des Menschen genannt. Welcher Freiheitsdrang lebt heute in jedem Menschen! Wie stark ist jener an den jetzt geborenen Kindern fast von Geburt an zu erleben. Und wie stark sind die Kräfte, die den freien Menschen verhindern wollen, die an seine Stelle den uniformen, abhängigen, manipulierbaren setzen wollen. In dieses extreme Spannungsfeld, das alle Bedingungen unserer Zeit durchgreift, ist die Medizin zentral eingebunden. Wie hoch ist gerade ihr Anteil an der Manipulation des Menschen, bewußt oder unbewußt, beabsichtigt oder nicht durchschaut. Das beginnt heute schon vor der Zeugung, denn auch diese kann labortechnisch manipuliert werden. Das setzt sich fort in der Embryonalentwicklung und über die Geburt hinaus – es durchläuft eigentlich das gesamte menschliche Leben und ergreift auch sein Sterben und seinen Tod. Diese »unmenschliche«, das heißt den Menschen nicht begreifende, ihm nicht in allen seinen Dimensionen gerecht werdende Medizin rechtfertigt ihr Tun dadurch, daß sie exakte, auf Beweise, durch objektivierbare Tatsachen gestützte Wissenschaft sein will. Sie ist sich letztlich nicht bewußt, welchen Kräften in der Welt sie dadurch dient.

Die Wissenschaftsfrage in der Medizin ist auch eine Frage nach ihrer Ethik. War über mehr als zwei Jahrtausende der Hippokratische Eid die ethische Grundlage der Ärzte und damit für die Medizin, scheint es heute eine vergleichbare Verbindlichkeit nicht zu geben. Wie belastet ist dieses Jahrhundert beispielsweise auch durch Ärzte, die sich dem menschenverachtenden Faschismus zur Verfügung stellten. Wie sehr hat die Schulmedizin den Menschen zum Experimentierfeld gemacht, welche Menschenopfer hat sie durch ihre Experimente gefordert. An anderer Stelle wurde schon das Beispiel geschildert, wie die heute unentbehrlichen oralen Antidiabetika mit dem Tod von Kindern erkauft wurden (s. S. 97). Und solche Beispiele sind Legion. Man erinnere sich der Contergan-Katastrophe, vieler schwerer, auch tödlicher Bestrahlungsschäden, der Schädigungen durch Zytostatika oder auch Antibiotika.

Schon 1964 hatte der Weltärztebund seine Deklaration von Helsinki als Empfehlung für Ärzte, die in der biomedizinischen Forschung am Menschen tätig sind, verabschiedet. In weiteren

Schritten wurde diese Deklaration ergänzt, beispielsweise anläßlich der 34. Generalversammlung 1982 in Lissabon. Da heißt es: »Ein Arzt sollte immer, auch angesichts faktischer, ethischer oder rechtlicher Schwierigkeiten, seinem Gewissen folgen und nur dem Wohl des Patienten dienen. Die folgende Deklaration enthält einige der wesentlichen Grundrechte, welche die Ärzte für die Patienten sicherstellen wollen.

Wenn die Gesetze oder die Regierung eines Landes dem Patienten diese Rechte durch Maßnahmen vorenthalten, sind die Ärzte gehalten, geeignete Mittel und Wege zu suchen, diese Rechte dennoch zu gewähren.

- Der Patient hat das Recht auf freie Arztwahl.
- Der Patient hat das Recht, von einem Arzt behandelt zu werden, der seine klinischen und ethischen Entscheidungen frei und ohne Einfluß von außen treffen kann.
- Der Patient hat das Recht, einer Behandlung nach angemessener Aufklärung zuzustimmen oder sie abzulehnen.
- Der Patient hat das Recht, zu erwarten, daß der Arzt über seine medizinischen und persönlichen Daten Schweigen bewahrt.
- Der Patient hat das Recht, in Würde zu sterben.
- Der Patient hat das Recht auf geistige und moralische Unterstützung, die er auch ablehnen kann; das schließt das Recht auf den Beistand eines Geistlichen seiner Religion ein.«[59]

Es mag dem Leser überlassen bleiben, sich seine Gedanken darüber zu machen, ob, in welcher Weise und wie oft gegen diese Grundrechte des Patienten in der heutigen Medizin verstoßen wurde und wird. Dieses Buch ist voller Beispiele, in welcher Unfreiheit sich der Mensch in der Medizin heute noch befindet, sei er aktiver oder passiver Teil von ihr. Medizin als Freiheitswissenschaft heißt aber, sich vollständig dem eingangs zitierten Grundgesetz unserer Zeit zur Verfügung zu stellen, die Entwicklung des freien, auf sich selbst gegründeten Menschen zu ermöglichen und zu fördern. Das kann auch heißen, die Krankheit oder gar Behinderung zuzulassen, soweit die individuelle Biographie diese einschließt. Das bedeutet, eine dem Menschen dienende und nicht ihn benutzende Wissenschaft zu sein. Und es setzt voraus, die wissenschaftliche Erkenntnis auch auf die seelischen und geistigen Bezirke des Menschseins auszuweiten, »den Geist wieder in die Medizin hineinzubitten« (Uexküll), was letztlich heißt, eine spirituelle Wissenschaftsmedizin zu sein.

Viele Elemente einer menschengerechten Medizin fließen hier zusammen: die Therapiefreiheit für Patient und Arzt, die freie Arztwahl des Patienten, die Niederlassungsfreiheit des Arztes, die freie Gestaltung sämtlicher Vorsorge und auch der freie Entschluß zur Solidargemeinschaft, das heißt aber ein freies Krankenkassenwesen. Wir befinden uns wieder im scheinbar utopischen Bereich, wenn wir auf die heutigen Bedingungen schauen, unter denen die Medizin lebt. Aber haben wir diese Bedingungen nicht selbst geschaffen, sie zumindest zugelassen? Müssen wir sie darum nicht auch ändern?

Eine der hoffnungsvollsten Erfahrungen der letzten Jahrzehnte liegt darin, daß Veränderung in der Medizin immer mehr von den Patienten ausgeht. Sind die in der Medizin Tätigen weitgehend gelähmt, wirkliche Veränderungen zu vollziehen, sind sie auch dogmatisch blockiert, an solche überhaupt zu denken, so fordert der Patient zunehmend die notwendigen Veränderungen, auch wenn er sie im Detail nicht benennen kann. Immer selbstverständlicher will der Mensch an den ihn betreffenden Entscheidungen in der Medizin aktiv beteiligt werden, immer stärker opponiert er gegen jegliche Bevormundung aus der Arroganz einer Wissenschaft. Wie sehr sucht er dagegen Partnerschaft, ja sogar Freundschaft mit den beruflich fachgebildeten Menschen in der Medizin, denen er sich anvertrauen will. Und diese übernehmen Verantwortung für das, was sie tun!

Eine Medizin die sich dieser persönlichen Verantwortung nicht in jedem Augenblick bewußt ist, ist keine Humanwissenschaft.

Man bedenke doch die Forderung in der Deklaration von Lissabon, der Arzt sei gehalten, geeignete Mittel und Wege zu suchen, die Rechte eines Patienten dennoch zu gewähren, wenn diese durch Gesetze oder Regierung eines Landes dem Patienten vorenthalten würden. Hier wird der Arzt zum Streiter für seinen Patienten, hier bedarf es eines mutigen Einsatzes, auch gegen die Zeit und die Politik zu denken und zu handeln. Mut ist ein Element der Freiheit, ist unverzichtbare Forderung für jeden Menschen, der in der Medizin arbeiten will. Da darf es kein Sich-Verschanzen hinter Vorschriften, Anweisungen, gar Gesetzen geben. Höchstes Gesetz in der Medizin ist der Mensch selbst – nur ihm will sie dienen, sein Heil ist ihr Ziel. Mag das auch pathetisch klingen, so ist es doch die sachlich-nüchterne Voraussetzung einer Medizin als Humanwissenschaft, als sich entwickelnde Freiheitswissenschaft. Das sei mit einigen Sätzen aus meinem Werk *Intuitive Medizin* nochmals zusammengefaßt.

»Die moderne Medizin hat mit Virchow als naturwissenschaftliche Medizin begonnen. Das geschah, weil man Naturwissenschaft für die Wissenschaft schlechthin hielt. Ein erweitertes Wissenschaftsverständnis, das auch die Frage nach Wahrheit und Wissenschaft selber zum Gegenstand kritischer Untersuchung macht, zeigt, daß Medizin, um im umfassenden Sinne wissenschaftlich zu sein, als eine Freiheitswissenschaft aufgebaut und praktiziert werden muß. Sie steht als solche zwischen Naturwissenschaft und Geisteswissenschaft. Sie empfängt von beiden Seiten ihre Erkenntnisvorgaben; sie muß aber eine eigene, an der komplexen Wirklichkeit Mensch orientierte Inhaltlichkeit gewinnen.

Als Freiheitswissenschaft muß Medizin eine intuitive Wissenschaft sein. Das gilt, wie wir sahen, in zweifacher Hinsicht. Das Feld ihrer Forschung ist die Wirklichkeit Mensch; diese ist uns mit einem intuitiven Denken erfaßbar. Intuition ist aber auch der Quellort freien Handelns; denn nur durch ein intuitives Denken sind Ideen zu produzieren, die die Herausforderung einer be-

stimmten Situation mit Handlungen fruchtbar beantworten lassen. Immer steht vor dem Arzt die Frage, ob ihm eine Diagnose
umfassend gelingt, und immer eine weitere, ob er seine diagnostische Einsicht in eine angemessene Therapie überführen kann.
Eine intuitive Medizin kann für beides die Grundlage sein.«[60]

Ausblick

»Der Mensch stehe im Mittelpunkt der Medizin«

Wie sich in jeder Komposition der Grundton und alle Töne, die auf ihm aufbauen, in seiner Oktave zusammenfaßt und überhöht, so will dieses Schlußkapitel – es könnte auch »Ausklang« heißen – das Grundanliegen dieses Buches noch einmal wie in einer Oktave zusammenschließen, in das Gemüt der Leser legen und damit in das Bewußtsein der Menschen tragen. Und wie in jeder Komposition verschiedene Themen auftreten, die durchgeführt und variiert werden, aufklingen und vergehen, um wieder neu und dennoch verwandelt zu erscheinen, so durchziehen in gleicher Weise auch dieses Buch Themen, die in den dialogischen Betrachtungen und in den Forderungen an die Zukunft der Medizin dargestellt wurden. Einige seien noch einmal genannt:

- Das Entwicklungsziel unserer Zeit ist der freie, auf sich selbst gründende (gegründete) Mensch.
- Seine Würde ist unantastbar.
- Die Medizin ist als Humanwissenschaft Freiheitswissenschaft.
- Sie steht im Dienste des individuellen Menschen, ihn in allen seinen Leiden begleitend, ihn in seiner eigenen Gesundheit fördernd.
- Der gesunde Mensch *ist* nicht, er *wird* von Augenblick zu Augenblick.
- Krankheiten sind Widerstände oder Herausforderungen, die sich unser geistiger Kern, unser Ich sucht, um an ihnen zu reifen.
- Alle Intensität der Medizin dient dem Ziel, den gesunden Menschen zu pflegen, zu fördern und zu erhalten.
- Gesundheit ist mehr als Abwesenheit von Krankheit. Sie ist

das spezielle Gleichgewicht von Leib, Seele und Geist, das sich die Individualität Mensch bildet, um ihren Lebensplan, ihr Lebensziel zu verwirklichen.

Bei kritischer Würdigung wird die heutige Medizin, die ihren Weg aus dem Neubeginn im 19. Jahrhundert in den Bahnen einer streng-naturwissenschaftlich orientierten Erkenntnismethode suchte, für das 21. Jahrhundert feststellen müssen, daß sie sich in einer Sackgasse befindet, wenn sie die Einseitigkeit dieser Methode nicht aufgibt. Sie muß das Entwicklungsziel unserer Zeit in sich aufnehmen. Das heißt zum einen, den Menschen in seiner Dreiheit von Leib, Seele und Geist wahrzunehmen, ihn den spezifischen eigenen Wissenschaftsfragen zugänglich zu machen und sich dafür in den Erkenntnismethoden zu erweitern. Das heißt auch, die Einzigartigkeit jedes Menschen zu entdecken, seine Individualität. Der Mensch tritt den Erdenweg mit einem Lebensziel an, das heute und für die Zukunft bedeutet, ein sich aus Freiheit entwickelndes und auf sich gegründetes Selbst zu werden. Und es bedeutet schließlich, sich in allem Denken, Fühlen und Handeln davon leiten zu lassen, daß dieses Selbst göttlichen Ursprungs ist, wie es alle wahren Weltreligionen verkünden. Nur dieser Ursprung läßt begreifen, daß die Würde jedes Menschen unantastbar ist.

Man darf aus der Jetztzeit heraus schon staunen, daß dieses Bekenntnis Ausgang des Grundgesetzes in Deutschland wurde. Ich muß aber von dieser Würde wissen, ich muß ihren Kern kennen, um sie in rechter Weise zu schützen, sie zu wahren, sie als unberührbar zu erleben. Es wird die Medizin verändern, wenn sie darauf stößt, daß jener immaterielle Schöpfungsteil des Menschen, den wir Geist oder Ich nennen, urgesund ist. Dieses göttliche Maß von Gesundheit trägt jeder Mensch in sich. Das gibt uns Orientierung. Aus ihm stammt alle Selbstheilungskraft. Es bewirkt, daß jede Menschengesundheit individuell ist. Diese geistige Tatsache sprengt jede Vorstellung irgendeiner Norm, die auf den Menschen angelegt werden soll. Sie ist aber der Maßstab, an dem alle Lebensfragen der Medizin gemessen werden müssen. Dieser Bogen spannt sich von der Konzeption bis über den Tod hinaus. Die Würde des Geborenwerdens ist ebenso wesentlich wie die des Sterbens und des Todes selbst. Ohne diesen Anteil des Wissens ist die Medizin »inhuman«, weil sie das wirkliche Menschsein nicht erfaßt.

Daß heute viel kritisch zu Betrachtendes in der Medizin geschieht, wodurch gegen die Menschenwürde verstoßen wird, liegt vor allem daran, daß dieser Status des Menschen in der ausschließlich naturwissenschaftlichen Methode nicht wahrgenommen werden kann. So entstammen viele fragwürdig scheinende Postulate unserer heutigen Medizin viel mehr der methodischen Ignoranz und nicht einem absichtlich gegen den Menschen gerichteten Tun. Der Stolz der Medizin aber ist es, nur noch aus Ratio zu handeln, alles Tun wissend zu durchdringen. Das aber fordert, diese Ratio auf den *ganzen* Menschen anzuwenden. Die Medizin ist ein wichtiger integraler Bestandteil aller Wissenschaft vom Menschen, ist Humanwissenschaft. Daß dieser Mensch heute zur Freiheit strebt, daß er sich immer mehr als Individualität erfährt und als solche lebt, muß praktischer und wissenschaftlicher Anteil in der Medizin werden. Dann wird sie als Humanwissenschaft auch Freiheitswissenschaft sein.

Ein Element, das unsere Zeit in allen ihren Krisen und dramatischen Akzenten durchdringt, darf in der Medizin keinen Platz mehr haben: Das Streben nach Macht. Denken wir nur noch einmal an das moderne Gesundheitswesen, denken an die Märkte in ihm, an den eigennützigen Lobbyismus, den mächtigen Egoismus. Blicken wir auch auf die Macht der Medizin, den Menschen zu manipulieren, auf die alle Explosivität der Atomenergie übersteigende Sprengkraft der Genetik, an das Ziel eines normierten (geklonten) Menschen. Wollen wir wirklich weiter so blind glauben, daß hierdurch dem einzelnen Menschen gedient werden soll, daß er in seiner Freiheit unangetastet bleibt, daß die Forscher dieser Wissenschaft die Würde des Menschen für unantastbar halten? Wo bleibt unser Aufschrei gegen die Anonymität, in der diese Wissenschaft und Forschung arbeitet?

In der Wirtschaft ist heute ein zentrales Element die Dienstleistung. Aber auch diese wird in der Regel keineswegs so praktiziert, daß man dadurch dem einzelnen dienen will. Man nutzt lediglich seine Bequemlichkeit, um daraus für sich Gewinn zu schöpfen. Im tieferen Sinn ist es jedoch tatsächlich ein Element unserer Zeit, das Dienen für den Menschen neu zu entdecken. Wußten die Könige Preußens von diesem sozialen Gesetz, wenn sie in ihrem Wappen die Devise führten »Ich diene«? Jeder kann im täglichen Leben entdecken, daß Dienen etwas ist, das fördert, das voranbringt. Dienen setzt aber Lieben voraus. Was die Kraft der Liebe wirklich in der Welt ist, muß noch entdeckt werden. Zu sehr ist sie überschattet durch alles, was in unserer Zeit sinnliche Liebe, Sexualität ist. Und doch kann eine Medizin dem Menschen nicht dienen, wenn sie ihn nicht liebt.

Ein weiterer Schritt für die richtige Entwicklung der Medizin im 21. Jahrhundert wird sein, das Gesetz der Entwicklung, der Evolution neu zu entdecken. Haben wir nun ein Jahrhundert lang eine von der Statik überzeugte und aus ihr handelnde Medizin praktiziert, muß sie nun zu einer dynamischen Handlungsweise übergehen. Denn nichts im Menschen *ist*, alles *wird*. Das alte Wissen von Entstehen und Vergehen, von Tod und Auferstehung muß als Gesetzmäßigkeit des Lebens, aber auch des Menschen selbst Bestandteil einer Wissenschaft in der Medizin werden. Am Beispiel der Apoptose ist sie bereits auf diese Gesetzmäßigkeit gestoßen.

Apoptose wird der programmierte Zelltod genannt. Sie erfaßt die Tatsache, daß im Organismus keine Beständigkeit, keine Dauer herrscht, sondern ständiger Wechsel, stete Erneuerung. Wie rasch würden wir im Leib altern, wenn dieser sich nicht in fast allen Teilen ständig erneuerte. Apoptose bedeutet Tod der gealterten Zelle und Auferstehung einer neuen, die an ihre Stelle tritt. Daß diese unendlich vielfältigen Prozesse in unserem Organismus weitgehend unbemerkt bleiben, gehört zu den Geheimnissen dieser Vorgänge selbst. Was aber an Dynamik in ihnen steckt, ist unvorstellbar. Daß diese Kräfte sogar Aggressionen in sich bergen, wird in leiblichen Krankheiten (Autoaggression, Autoimmunkrankheiten) und unmittelbarer noch im Seelenleben täglich erfahrbar.

Lebte die Medizin des 20. Jahrhunderts in der Momentaufnahme ihrer Befundwelt, muß sie im 21. auch die Dimension »Zeit« wieder entdecken. Diese zeigt sich im Menschen in seiner Biographie. Wir kennen sie aber auch in vielen anderen Abläufen im Organismus, den zirkadianen Rhythmen, den Stoffwechselvorgängen, dem Wachstum – letztlich in allen Lebensprozessen. Deshalb muß eine künftige Medizin auch eine biographische werden, sie muß neben der Kunst der Anamnese auch wieder die Kunst der Prognose lernen. Denn wenn ich vom Ziel nichts weiß, kann ich den Weg (Therapie) nicht finden. Und ich kann auch nicht auf die Frage stoßen, ob Krankheit einen Bezug zu der Individualität hat, in welcher sie auftritt. Ich kann auch nicht vom Sinn einer Krankheit sprechen, wenn ich sie außerhalb von Zeit, von Biographie, vom Lebensziel betrachte. Krankheiten sind aber typische Entitäten, die offensichtlich Teil einer evolutionären Schöpfungswelt sind. Rudolf Steiner nannte viele der typischen Krankheiten die »Gaben guter Götter«. Daß es heute auch Krankheiten geben mag, die von »schlechten« Göttern stammen, müßte zur Wissenschaftsfrage werden, um unterscheiden zu lernen, welches Kranksein Förderung, welches Hinderung ist.

Nie darf an dieser Stelle das ruhig betrachtende Denken mißachtet werden, das in seiner Ratio unverzichtbare Ingredienz einer Wissenschaftsmedizin ist und bleiben muß. Es ist heute nicht mehr selten, daß die Menschen eine solche Haltung gegenüber ihren Krankheiten einnehmen. Gerade im Zeitablauf bei der großen Zeitkrankheit Krebs konnte ich immer wieder erleben, daß der Auseinandersetzung mit ihr, der angestrebten Überwindung eines Tages die Feststellung vom Patienten folgte: »Diese Krankheit möchte ich in meinem Dasein nicht mehr missen! Sie hat mein ganzes Leben verwandelt, sie hat mir vieles aufgeschlossen, was mir bisher verborgen war. Sie hat mir Dinge wichtig gemacht, die ich vorher nicht beachtet habe. Sie hat mich in meinem Menschsein vorangebracht.«

Und dennoch ist es eine unverlierbare Aufgabe aller Medizin, den gesunden Menschen zu fördern, zu pflegen und die Gesundheit wieder herzustellen, wo sie durch Kranksein verloren ging. Der Blick des Arztes sei immer auf die Gesundheit des Menschen gerichtet, das Ziel jeder Therapie sei immer die Heilung (Steiner). Ein wirklicher Arzt kann sich in diesem Impuls nie dadurch lähmen lassen, daß er Unheilbarkeit akzeptiert. Die gegenwärtige Hilflosigkeit der Medizin gegenüber vielen Krankheiten, besonders den chronischen Erkrankungen, müßte so erlebt werden, daß sich daraus unendliche Kräfte entwickeln, diese Situation zu ändern. Die eigene Unzulänglichkeit, der eigene Mangel müßte daran entdeckt werden, anstatt zu konstatieren, daß es in der Art der Krankheiten läge, unheilbar zu sein.

Mein ganzes ärztliches Leben hat mich die Überzeugung getragen, daß es keine unheilbare Krankheit gibt. Das setzt allerdings voraus, »Heil« und »Heilung« neu zu definieren. Denn wenn unheilbar damit gleichgesetzt würde, daß der Mensch an einer solchen Krankheit stirbt, kann meine Überzeugung nicht aufrecht erhalten bleiben. Es ist aber eine Tatsache, daß der Mensch sich auch in den Tod und seine nachtodliche Existenz aus seiner Krankheit heilen kann. Gerade an der so bedrohlichen Krebskrankheit konnte ich das immer neu erfahren. Und es gehört zu den bewegenden Augenblicken in meinem Leben, als ich bei dem amerikanischen Psychoonkologen Lawrence LeShan las, daß er die gleiche Erfahrung gemacht hatte. LeShan hat entdeckt, daß eine seelische Wurzel der Krebskrankheit darin zu finden ist, daß der Mensch sich nicht selbst lebt, daß er sein Lebensziel, seine Lebensmelodie verloren hat. Deshalb entwickelte er eine Therapie, die das Ziel hatte, dem krebskranken Menschen zu helfen, seine Lebensmelodie wieder zu finden, und sie dann auch zu »spielen«. LeShan kann aus seiner langen ärztlichen Erfahrung sagen, daß bei solchen »unheilbar« Kranken, welche die moderne Onkologie an ihn abtrat, die erstaunlichsten Wunder geschahen, Heilungen eintraten, die wissenschaftlich nicht denkbar schienen. Doch waren sie für ihn nicht Wunder, sondern Ergebnis langer gemeinsamer Arbeit. Als Höhepunkt seiner Arbeit konnte er formulieren, daß ein Mensch, auch wenn er nur noch für einen einzigen Tag sich und seine Lebensaufgabe fand und diese lebte, und er am darauf folgenden Tage starb, für ihn dennoch geheilt war. Wir müssen in der Medizin das nachtodliche Leben, die Postexistenz zu einem Bestandteil unseres Handelns machen. Wir müssen Sterben und Tod so einrichten, daß der Mensch auch Orientierung über den Tod hinaus hat.

Jeder Mensch stirbt viele Tode in seinem Leben; auf der leiblichen Ebene ist das Sterben und der Tod tägliches Geschehen (Apoptose). Sterben gehört zum Leben, ohne dieses wäre Leben nicht möglich. Angelus Silesius wußte:

»Wer nicht stirbt, bevor er stirbt,
der verdirbt, wenn er stirbt.«

Ist es uns genügend bewußt, daß der Mensch auch im Tode verderben kann, wenn ihm Sterben und Tod nicht schon im Leben Erfahrung wurden? Man blicke auf die vielen Situationen in der Medizin, in denen dieses zentrale Thema verdrängt, gegen seine Gesetzmäßigkeiten gehandelt und die Würde des Menschen zutiefst verletzt wurde und wird. Man sehe aber auch auf die Morgenröte einer Palliativmedizin, der Hospizbewegung. Es ist das Sowohl-als-Auch, was eine Wirklichkeit beschreibt, in der Leib, Seele und Geist, ihre Gesetzmäßigkeiten, ihr Zueinander- und Auseinanderstreben Inhalt medizinischer Wissenschaft wird.

Wir stoßen hier auf eine völlig neue Möglichkeit, Gesundheit zu definieren. Sie ist mehr als Abwesenheit von Krankheit. Im Geistigen ist Gesundheit immer vorhanden. Aber auch im Seelischen kann ein Mensch urgesund sein, selbst wenn sein Leib krank ist. Gesundheit ist primär individuell. Es gibt keine Norm der Gesundheit, es gibt so viele Gesundheiten, wie es Menschen gibt. Für jeden Menschen ist seine Gesundheit Ausdruck eines Gleichgewichtes, das sich zwischen Leib, Seele und Geist dadurch bildet, daß die Individualität, daß unser Ich in jedem Augenblick seines Daseins dieses Gleichgewicht bildet. Sinn dieser Arbeit ist das Erfüllen des Lebensplans, das Erstreben des Lebensziels.

Unter all diesen – und trotz der Vielzahl des Dargestellten noch unvollständigen – Voraussetzungen für eine zukünftige Medizin wird das Motiv dieses Kapitels als Ausklang noch einmal deutlich: In einer zukünftigen Medizin, in der Medizin des 21. Jahrhunderts wird der Mensch in ihrem Mittelpunkt stehen müssen. Geschieht dies nicht, wird die Medizin als solche nicht mehr existieren können und sich in unendlich viele Bestandteile auflösen. Die Anfänge davon können wir heute schon beobachten. Das geistige Band, das sie zusammenknüpfen kann und wird, ist der Mensch. Er stehe deshalb im Zentrum aller Medizin.

Anhang

Anmerkungen

1 Ivan Illich, Die Enteignung der Gesundheit, Reinbek 1975.
2 a.a.O., S. 9.
3 Hans Schäfer, Plädoyer für eine neue Medizin, München 1979.
4 Alexander Mitscherlich, Der Kranke in der modernen Gesellschaft, Frankfurt/M. 1967.
5 Klaus Müller, Wende der Wahrnehmung, München 1978.
6 Ivan Illich, a.a.O., S. 17.
7 a.a.O., S. 11.
8 a.a.O., S. 84.
9 Vgl. Hans Ulrich Albonico, Häufigkeit fieberhafter Infektionskrankheiten im Kindesalter in der Vorgeschichte von Karzinompatienten, Forschungsbeitrag der Vereinigung anthroposophisch orientierter Ärzte in der Schweiz, 1995.
10 Vgl. Volker Fintelmann, Schlaf und Schlafstörungen. Ein Problem unserer Zivilisation – Therapie und Prophylaxe, Stuttgart 1999.
11 Jürgen Thorwald, Das Jahrhundert der Chirurgen, Stuttgart 1957.
12 Ivan Illich, a.a.O., S. 9.
13 a.a.O., S. 23.
14 Volker Fintelmann, Intuitive Medizin. Einführung in eine anthroposophisch ergänzte Medizin, Stuttgart 1995, 3. Aufl
15 Carl Gustav Carus, Erfahrungsresultate aus ärztlichen Studien und ärztlichem Wirken, Leipzig 1859.
16 Ivan Illich, a.a.O., S. 83.
17 a.a.O., S. 89.
18 a.a.O. S. 84.
19 Ankündigung zum 1. Koblenzer Patientenkongreß, November 1999.
20 Vgl. Rudolf Steiner, Der menschliche und der kosmische Gedanke, GA 151, Dornach 1990, 6. Aufl.
21 Ivan Illich, a.a.O., S. 83.
22 Lawrence LeShan, Psychotherapie gegen den Krebs, Stuttgart 1999, 8. erw. Aufl.
23 Richard Kaufmann, Die Menschenmacher, Frankfurt/M. 1964.
24 a.a.O., S. 7f.

25 Jürgen Neff, Die gentechnische Revolution – Die Entzauberung des Lebens; in: »Der Spiegel«, Februar 1999.

26 David L. Sackett u. a., Evidence-based medicine: What is it and what it isn't; in: Brit. med. J. 312 / 1996, S. 71 f.

27 Thore von Uexküll u. a., Evidenz-basierte und Patienten-orientierte Medizin; in: Münch. med. Wochenschrift 141 / 1999, S. 23 ff.

28 Johannes Köbberling, Der Wissenschaft verpflichtet; in: Med. Klinik 92 / 1997, S. 181 ff.

29 Hans Schäfer, a. a. O.

30 Vgl. Renate Riemeck, Glaube, Dogma, Macht. Geschichte der Konzilien, Stuttgart 1985.

31 Rudolf Virchow, Die Cellularpathologie, A. Hirschwald Verlag 1858.

32 a. a. O.

33 Fjodor M Dostojewskij, Die Brüder Karamasoff, München 1993, 12. Aufl.

34 Rudolf Steiner, Theosophie. Einführung in übersinnliche Welterkenntnis und Menschenbestimmung. GA 9, Dornach 1987, 31. Aufl.

35 a. a. O., S. 75.

36 Heiner Hastedt, Der Wert des Einzelnen. Eine Verteidigung des Individualismus, Frankfurt / M. 1999, S. 23.

37 Jürgen Moltmann, Mensch. Christliche Anthropologie in den Konflikten der Gegenwart, Stuttgart 1971, S. 65 f.

38 Vgl. Rudolf Steiner, Der menschliche und der kosmische Gedanke, a. a. O.

39 Raymond A. Moody, Leben nach dem Tod. Die Erforschung einer ungeklärten Erfahrung, Reinbek 1977.

40 Vgl. Lawrence LeShan, a. a. O.

41 Vgl. Rudolf Steiner, Theosophie, a. a. O.

42 Johann Wolfgang von Goethe, Sämtliche Werke nach Epochen seines Schaffens, Band 11.1.1, Divan-Jahre 1814–1819, 1. Teil, Münchner Ausgabe, München 1998, S. 78.

43 Volker Fintelmann, Intuitive Medizin, a. a. O.

44 a. a. O., S. 43 ff.

45 Rudolf Steiner, Die Philosophie der Freiheit. Grundzüge einer modernen Weltanschauung. Seelische Beobachtungsresultate nach naturwissenschaftlicher Methode, GA 4, Dornach 1987, 15. Aufl.

46 Zitiert nach: Wolfgang Schad (Hrsg.), Würde der Dinge – Freiheit des Menschen. Goethe-Texte, Stuttgart 1983, S. 187.

47 Johann Wolfgang Goethe, Die Natur. Aphoristisch, Band 1, Bergland Klassiker, Salzburg 1951, S. 973 f.

48 Rachel Carson, Der stumme Frühling, München 1981.
49 Johann Wolfgang Goethe, Faust, 1. Teil, Szene IV.
50 Vgl. Volker Fintelmann / Markus Wiesenauer, Homöopathie, Natur-
    heilverfahren, Anthroposophische Medizin, Stuttgart 1999.
51 Vgl. Rudolf Steiner, Wie erlangt man Erkenntnisse der höheren
    Welten? GA 10, Dornach 1993, 24. Aufl.
52 Edith Fiore, The unquiet Dead. A Psychologist treats spirit poses-
    sion, New York 1988.
53 Zitiert nach: Olaf Koob, Das Ich und sein Doppelgänger. Zur Psycho-
    logie des Schattens, Stuttgart 1998, S. 173.
54 Vgl. Volker Fintelmann, Krebssprechstunde. Ratgeber zum Umgang
    mit einer Zeitkrankheit, Stuttgart 1994.
55 Vgl. a. a. O.
56 Alexander Solschenizyn Krebsstation. Roman in zwei Büchern,
    Reinbek 1971 / 1998.
57 Alexander Mitscherlich, a. a. O.
58 Rudolf Steiner, Wahrheit und Wissenschaft. Vorspiel einer »Philo-
    sophie der Freiheit«, GA 3, Dornach 1980, 5. Aufl. S. 92.
59 Deklaration von Lissabon des Weltärztebundes vom 11. 12. 1981.
60 Volker Fintelmann, Intuitive Medizin, a. a. O., S. 40.

Glossar medizinischer Fachausdrücke

Nicht aufgenommen wurden allgemein bekannte Krankheitsbezeichnungen und gebräuchliche medizinische Begriffe sowie solche, die im Haupttext selbst erklärt werden.

Acetylsalicylsäure: synthetisch nachgebauter Wirkstoff aus der Weidenrinde, am bekanntesten als Aspirin.

ACE-Hemmer: Stoffgruppe von Arzneimitteln zur Blutdrucksenkung; greifen in den Hormonstoffwechsel der Niere ein.

Anamnese: Erhebung der Krankheits-Vorgeschichte.

anaphylaktischer Schock: heftigste allergische Reaktion, oft lebensbedrohlich.

Anastomose: künstliche (operative) oder auch spontane Verbindung zum Beispiel von Darmanteilen oder Blutgefäßen.

Angina pektoris: wörtl. »Brustenge«; typische anfallsartige Schmerzsymptomatik bei Mangeldurchblutung des Herzmuskels.

Apoptose: natürlicher Zelltod; schafft Platz für neue Zellen.

Arteriosklerose: Verhärtung und Verkalkung der arteriellen Blutgefäße.

Arthrosen: degenerativer Gelenkverschleiß.

Arthroskopie: Gelenkspiegelung.

Asthma bronchiale: allergische und psychosomatische Erkrankung des Bronchialsystems; durch Verkrampfung (Spastik) wird die Ausatmung behindert.

Auskultation: Abhorchen des Körpers, meistens mit Hilfe eines Stethoskops (»Hörrohr«).

Autoimmunkrankheiten: Krankheiten, bei denen Organe oder Körpergewebe von der eigenen Abwehr angegriffen werden.

Autoimmunthyreoiditis: Autoimmunerkrankung der Schilddrüse.

Ayurveda: indisches Denk- und Medizinsystem.

Ballondilatation: Erweiterung von verengten Blutgefäßen durch Einschieben eines Ballonkatheters, der dann an der Enge aufgeblasen wird.

Colitis ulcerosa: Autoimmunerkrankung des Dickdarms.

Compliance: Zuverlässigkeit des Patienten; Bereitschaft zur Mitarbeit.
Diabetes mellitus: Autoimmunerkrankung der Bauchspeicheldrüse; es wird nicht mehr ausreichend Insulin gebildet.
Digitoxin/Digoxin: Wirkstoffe (Glykoside) aus dem roten Fingerhut.
Disposition: Frühstform von Kranksein, Krankheitsbereitschaft.
Elektroenzephalogramm, (EEG): Ableitung und graphische Aufzeichnung der Hirnströme.
Elektrokardiogramm (EKG): Ableitung und graphische Aufzeichnung der Herzströme.
Elektrolyte: Salze im Körper.
Elektromyogramm (EMG): Ableitung und graphische Aufzeichnung der Muskelströme.
endemisch/Endemie: Ausbreitung einer Infektionskrankheit in einem begrenzten Gebiet.
Endoprothetik: Versorgung mit künstlichen Gelenken.
Endoskopie: Organ- oder Körperhöhlenspiegelung, zum Beispiel Magen, Darm, Bauchhöhle, Gelenke.
endoskopisch-retrograde Cholangio-Pankreatoskopie (ERCP): Spiegelung von Gallen- und Bauchspeicheldrüsengängen vom Dünndarm aus.
Entelechie: Ausdruck von Aristoteles für das Ewige im Menschen.
Enzyme: auch Fermente genannt; wichtige Aktivstoffe (Katalysatoren) bei Stoffwechselvorgängen.
epidemisch/Epidemie: Ausbreitung einer Infektionskrankheit in großen Regionen.
Ergometrie: Untersuchung der Belastungsfähigkeit des Organismus.
Flavonoide: häufige Pflanzeninhaltsstoffe.
Helicobakter Bazillus: Erreger einer chronischen Magenschleimhautentzündung.
Hemikorporektomie: operative Entfernung einer Körperhälfte (»Unterleib«).
Hepatitis: Leberentzündung
Homakkord: verschiedene homöopathische Potenzen einer Substanz in einem Arzneimittel.
Homöostase: das Gleichgewicht der »Säfte« im Organismus.
Hypertonus: hoher Blutdruck.
Hypophyse: Hirnanhangsdrüse; wichtiges Steuerungsorgan aller Hormone im Organismus.
Hypothalamus: wichtiger Abschnitt im Zwischenhirn, der vorwiegend den Hormonstoffwechsel und die vegetativen Funktionen reguliert.

iatrogen: »vom Arzt gemacht«; Begriff für solche Krankheiten oder Störungen, die durch die Diagnostik oder Therapie entstehen.

Immunsuppressiva: Medikamente zur Unterdrückung der Abwehrkräfte (»Immunsystem«).

Inspektion: Untersuchung durch Betrachten.

Karzinogene: Stoffe, die Krebs auslösen können.

Karzinom: vom Epithel- oder Drüsengewebe ausgehende Krebserkrankung.

Keloide: Narbenwucherungen.

Kephalodoron: Arzneimittel der anthroposophischen Medizin, zum Beispiel bei Migräne.

koronare Herzrankheit: Arteriosklerose der Herzkranzgefäße, Mangeldurchblutung des Herzmuskels, drohender Herzinfarkt.

Kortisol: Hormon der Nebennierenrinde.

laparaskopische Chirurgie: auch minimal-invasive, endoskopische Chrirurgie (»Knopfloch-Chirurgie«).

Latenz: zeitlicher Zwischenraum; Frühstadium einer Krankheit.

Lipidsenker: Medikamente zur Senkung erhöhter Blutfette.

Logorrhoe: unaufhaltsamer (zwanghafter) Redefluß.

Lungenembolie: Verstopfung einer Lungenarterie durch Gerinnsel.

Lupus erythematodes: Autoimmunerkrankung der Nieren, der Haut und des Bindegewebes.

Magenatonie: Erschlaffung des Magentonus, »Magenlähmung«.

minimal-invasive Chirurgie: siehe laparaskopische Chirurgie.

Morbus Basedow: Autoimmunerkrankung der Schilddrüse mit Überfunktion derselben.

Morbus Crohn: Autoimmunerkrankung des gesamten Magen-Darm-Traktes.

Multiple Sklerose: Autoimmunerkrankung des zentralen Nervensystems.

Morbus Hashimoto: Autoimmunerkrankung der Schilddrüse mit Entwicklung einer Unterfunktion derselben.

Neonatologie: medizinische Wissenschaft vom Neugeborenen.

Osteoporose: »Brüchigwerden« der Knochen durch Verlust an Knochensubstanz.

Palliativmedizin: Betreuung Schwerst- und chronisch Kranker, bei denen eine Heilung nicht mehr erwartet werden kann.

Palpation: Untersuchung durch Abtasten.

Papillotomie: operative Eröffnung des Schließmuskels vom Gallengang im Übergang zum Dünndarm.

periportale Fibrose: feine, bindegewebige Vernarbung der Leber nach einer Entzündung.

Placebo: Scheinmedikament.

Prälatenz: Frühstform von Kranksein.

Rezidiv: Rückfall; zum Beispiel Wiederauftreten einer Krankheit, die schon überwunden schien.

Silibinin: Wirkstoff aus Mariendistelfrüchten.

Skleron: Medikament der anthroposophischen Medizin gegen Arteriosklerose.

sklerotisches Herzleiden: siehe koronare Herzkrankheit.

Stangerbad: therapeutisches Bad mit durch Elektroden ausgelösten Reizströmen.

Streptokokken: Bakterienart, die speziell eitrige Entzündungen auslöst.

Sulfonamide: Medikamente gegen Erreger, speziell Bakterien.

Terpene: häufige Pflanzeninhaltsstoffe.

Thorax: Brustkorb.

Transaminasen: Fermente der Leberzelle, die bei deren Schädigung im Blut vermehrt nachgewiesen werden.

Traumatologie: Unfallheilkunde, Unfallchirurgie.

Typhus abdominalis: eine Infektionskrankheit des Darms.

Wistar-Ratte: eine speziell für Tierversuche gezüchtete Inzucht-Ratte.

Zytostatika: Medikamente, die die Zellteilung oder das Zellwachstum hemmen (»Chemotherapie«).

Register

Sachverzeichnis

Volker Fintelmann

Schlaf und Schlafstörungen

Ein Problem unserer Zivilisation
Therapie und Prophylaxe

80 Seiten. Broschur

In dieser Schrift werden in kurzer und verständlicher Form sowohl der
gesunde Schlaf als auch seine Störungen und ihre möglichen Ursachen
dargestellt. Es werden Wege beschrieben, wie Schlafstörungen überwunden werden können und der gesunde Schlaf gepflegt werden kann.
Aus dem Inhalt: Der gesunde Schlaf – seine Rhythmik, Regulation und
Funktion · Schlafstadien · Schlafzyklus · Das Träumen · Der geistige
Aspekt des Schlafes · Störfaktoren des Schlafs · Einschlaf- und Durch-
schlafstörungen · Narkolepsie · Schlafbegleitende Störungen · Schlaf-
hygiene · Volks- und Hausmittel · Schlaffördernde Arzneimittel · Chemisch-Synthtetische Schlafmittel · Hypnotika.

Markus Wiesenauer / Volker Fintelmann

Naturheilverfahren – Homöopathie – Anthroposophische Medizin

128 Seiten. Broschur

Aus dem Inhalt: Grundprinzipien der Homöopathie · Die Ähnlichkeits-
regel · Homöopathische Arzneimittel · Hinweise zur Anwendung homöopathischer Arzneimittel · Möglichkeiten und Grenzen der Selbstbe-
handlung · Hydrotherapie · Wärme- und Kälteanwendungen · Phytotherapie in der Selbstmedikation · Verordnungsfähigkeit von Arzneimitteln
der Phytotherapie · Geschichte der Anthroposophischen Medizin · Zum
Krankheitsverständnis · Vom Wesen der Heilmittel · Die Misteltherapie
der Krebskrankheit · Weitere Therapiemöglichkeiten.

MAYER

Olaf Koob

Die kranke Haut

Spiegel der Seele – Grenze zur Welt
Therapie und Prophylaxe

112 Seiten. Broschur

Die dramatische Zunahme von Hautkrankheiten in der zivilisierten Welt beschäftigt heute Mediziner wie auch betroffene Patienten. Die Haut als das größte Organ des Körpers spiegelt die psychischen, psychosomatischen, sozialen, organischen und ernährungsbedingten Krankheiten wider und macht sie als ein Symptom unter vielen an der Peripherie sichtbar. Aus dem Inhalt: Haut und Hülle · Unsere Haut – Spiegel und Grenze · Die Haut als Ganzheitsorgan in Gesundheit und Krankheit · Das Heringsche Gesetz und die Haut · Die Haut in der östlichen Heilkunde · Haut und Psyche · Die Allergie · Die Neurodermitis · Die Akne · Die Schuppenflechte · Haut und Licht · Die Gürtelrose · Das Pilzproblem.

Christoph Tautz

Kinderkrankheiten – Krankheiten im Kindesalter?

Schulmedizinische und anthroposophisch
erweiterte Perspektiven

128 Seiten. Broschur

Aus dem Inhalt: Krankheit und Entwicklung · Krankheit als Normalität · Krankheit als Lernprozeß · Sind Kinderkrankheiten Krankheiten im Kindesalter? · Kinderkrankheiten als Weg zur Immunkompetenz · Infektion und Fieber · Angst · Komplikationen · Masern · Röteln · Scharlach · Diphterie · Windpocken · Mumps · Keuchhusten · Drei-Tage-Fieber · Pfeiffersches Drüsenfieber · Gelbsucht A und B · Borreliose · Kinderkrankheiten und Impfungen · Kinderkrankheiten: Ein Weg zur Individualisierung · Patient und Arzt in gemeinsamer Verantwortung · Konzept der anthroposophisch erweiterten Therapie.

MAYER